# THÉRAPEUTIQUE

## CHIRURGICALE GÉNÉRALE.

# THÉRAPEUTIQUE

## CHIRURGICALE GÉNÉRALE

### PAR

## M. A. F. HECKER, D. M.

Professeur public ordinaire et Assesseur de la Faculté de Médecine d'Erfort, Membre de l'Académie des Sciences utiles de Mayence, Correspondant de la Société royale des Sciences de Gottingue, &c.

OUVRAGE TRADUIT DE L'ALLEMAND,
AVEC DES NOTES;

## PAR E. H. ROCHÉ,

Médecin de l'École de Strasbourg, Chirurgien entretenu de la Marine, au Département de Brest.

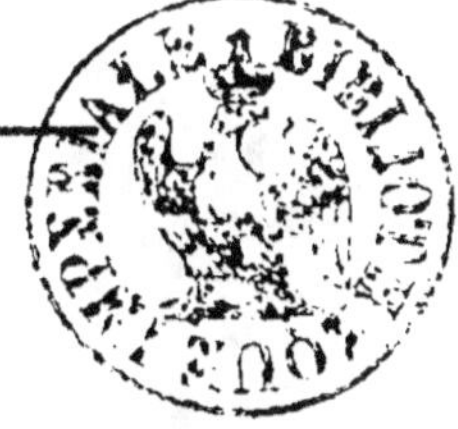

## A PARIS,

Chez MEQUIGNON l'aîné, Libraire de l'École et de la Société de Médecine, rue de l'École de Médecine, n° 3, vis-à-vis celle Hautefeuille.

AN XIII—1804.

# DÉDIÉ PAR L'AUTEUR,

## A SON TRÈS-GRACIEUX SOUVERAIN,

LE RESTAURATEUR ET LE PROTECTEUR ZÉLÉ
ET ÉCLAIRÉ DES SCIENCES ET DES ARTS,

Son Altesse Sérénissime Monseigneur Frédéric-
Charles-Joseph, Archevêque de Mayence,
Électeur et Archichancelier du Saint-Empire
en Allemagne, Évêque de Worms, etc. etc.

Avec les sentimens de la plus vive reconnoissance
et du plus profond respect.

# A MONSIEUR

# JOSEPH CAFFARELLI,

GRAND OFFICIER DE LA LÉGION D'HONNEUR,
CONSEILLER D'ÉTAT,
PRÉFET MARITIME A BREST.

## GÉNÉRAL,

LES Officiers de santé de ce port ont trouvé en vous un appui solide, un zélé protecteur. C'est à votre sollicitude paternelle et à l'empressement constant que vous avez mis à seconder les intentions de leurs chefs, qu'ils doivent la base de leur instruction, une Bibliothèque, et des salles de Clinique : en rétablissant les concours, et en y présidant, vous avez soutenu et vj

ranimé leur émulation ; et pour le dire, en un mot, c'est à vos soins et à votre amour pour le bien public, que le service de santé de ce département doit la plupart de ses améliorations en tout genre.

A tant de titres, GÉNÉRAL, daignez agréer l'hommage de cette traduction, comme un témoignage public de la vive reconnoissance et du profond respect que je partage avec tous les Officiers de santé de la Marine.

E. H. ROCHÉ.

# AVANT-PROPOS.

« I L n'est pas absolument vrai, a dit un des hommes les plus distingués de nos jours, que les instrumens soient pour le chirurgien, ce que sont les médicamens pour le médecin. Le chirurgien a aussi besoin des derniers, et la science de les employer convenablement, exige bien plus de sagacité et de discernement que l'art d'opérer : celle-là demande une connoissance approfondie de l'économie animale, des causes, de la nature, du cours des maladies, et des propriétés des remèdes : dans celui-ci au contraire, une certaine routine mécanique, des notions superficielles sur la maladie et sur la structure du corps humain, suffisent pour l'ordinaire. En effet, les opérations les plus importantes n'ont-elles pas été faites avec succès par des ignorans ? Et n'avons-nous pas des lithotomistes, des chirurgiens herniaires, des oculistes, etc. qui connoissent à peine la maladie pour laquelle ils opè-rent et aussi peu la partie qui est le sujet de l'opération ?

» La partie manuelle de la chirurgie est donc la moins essentielle, quoique la plus généralement suivie. Cela est aujour-d'hui porté au point, que les jeunes gens s'appliquent uniquement à con-noître les instrumens chirurgicaux, et les procédés opératoires usités, et qu'ils se croient chirurgiens, aussi-tôt qu'ils peuvent énumérer et critiquer au hasard les différens instrumens, et les divers pro-cédés opératoires (*). J'ai vu avec sur-prise dans les plus grands hôpitaux, com-bien est négligée la partie la plus impor-tante de la chirurgie, *celle qui enseigne à guérir sans instrumens.* Si cette préven-tion continue à se propager, nous avons réellement à craindre l'anéantissement de

_______________

(*) S'il étoit un reproche à faire aux étudians fran-çais, et sur-tout depuis la révolution, ce seroit sans doute celui de trop négliger ce qui concerne la chirur-gie proprement dite.

la vraie chirurgie ; il n'en restera pas moins certain qu'on ne peut jamais être bon chirurgien sans être médecin , tandis que le simple opérateur peut se passer des connoissances médicales (1) ».

Personne , ce me semble , ne pourroit plus sûrement mettre fin à des reproches aussi justement mérités , que les étudians , en se familiarisant avant tout et particulièrement avant de se livrer à la pratique des opérations , avec les principes de la Thérapeutique générale, sans lesquels on ne peut tirer aucun fruit de la partie la plus intéressante de la chirurgie , *celle qui apprend à guérir sans instrumens.* Nous verrons plus loin , §. vi, les autres avantages que la Thérapeutique offre au chirurgien.

Pénétrés de ces vérités, les auteurs de nos meilleurs élémens de chirurgie, ne se sont pas contentés de recommander l'étude de la Thérapeutique générale ; ils en ont

---

(1). A. G. Richters *chirurgische Bibliothek ,* 8[te]. Band , S. 33o.

encore développé les principes. On trouve dans la Chirurgie de PLATNER (*) plusieurs règles curatives générales : cet écrivain a aussi consacré, dans ses opuscules, quelques chapitres à l'exposition de divers points de Thérapeutique générale ; il y traite *de la suppression de la suppuration, de l'application des bandages, des douches.*

Avec quel succès, RICHTER dans ses Élémens de Chirurgie (**), n'a-t-il pas atteint le grand et important but de ramener à des préceptes simples, clairs et généraux, le traitement des maladies livrées aux soins du chirurgien ? Qui ne connoît pas son *Traité des Hernies*, dans lequel sont exposés, d'une manière à ne pouvoir être surpassée, les préceptes généraux sur les anti - spasmodiques, les anti-phlogistiques, les émolliens, etc. ?

CALLISEN a fait précéder son Ou-

---

(*) *Institutiones chirurgiæ rationalis.*

(**) *Anfangsgründe der Wundarzneykunst.* Il scroit à désirer que l'on publiât cet ouvrage dans notre langue.

vrage (*), d'une Thérapeutique générale qui embrasse les objets les plus essentiels de cette partie de l'art de guérir, comme les *frictions*, les *bains froids et chauds*, l'*électricité*, la *saignée*, les *vésicatoires*, les *cautères*.

BELL enfin, a réuni à sa Chirurgie (**) autant de Thérapeutique générale qu'il en faut au chirurgien. Nous croirions jeter des doutes sur les connoissances de nos lecteurs en citant une infinité d'autres auteurs à cet égard, et notamment en cherchant à fixer leur attention sur le mérite distingué des membres de l'Académie de Chirurgie de Vienne, à laquelle toutes les branches de la chirurgie et la Thérapeutique chirurgicale générale en particulier, sont redevables de tant d'améliorations.

Les médecins ont depuis long - temps séparé la Thérapeutique générale des autres parties de l'art de guérir. Si en cela

---

(*) *Principia systematis chirurgiæ hodiernæ.*

(**) *Cours complet de Chirurgie*, traduit de l'anglais, par M. BOSQUILLON.

leur exemple n'a pas été suivi par les chirurgiens, c'est que ceux-ci n'ont considéré et n'ont exercé la chirurgie que comme un véritable métier, et étoient dans la fausse persuasion que l'art d'opérer constituoit seul le chirurgien. On commence à revenir de cette erreur; mais l'époque à laquelle nous en serons entièrement délivrés, paroît encore éloignée.

J'ai fait tous mes efforts pour perfectionner la Thérapeutique chirurgicale générale, convaincu que mon travail ne seroit pas sans offrir quelques avantages, en supposant qu'il n'atteignît pas pleinement son but. J'attends à ce sujet le jugement des connoisseurs et des amis de la vérité, avec d'autant plus d'empressement que mes connoissances pourront en recevoir un surcroît d'étendue. Je passe maintenant au plan que j'ai adopté.

Je considère la chirurgie comme la science qui a pour objet le traitement externe des maladies, *quæ morborum corporis humani,* curationes externas *com-*

*prehendit* (*). On ne doit, d'après cela, s'attendre ici à rien de relatif à l'emploi des médicamens internes : que l'on n'en infère pas cependant que le chirurgien puisse se passer de la connoissance de ces moyens ! Je dirai au contraire qu'il se rencontre dans le traitement des maladies, beaucoup de préceptes généraux relatifs à l'application des médicamens internes, préceptes que j'ai exposés dans un autre ouvrage (**).

Plusieurs de mes écrits prouvent que je me suis éloigné de mes prédécesseurs, dans la fixation des bornes de la Théra-

---

(*) CALLISEN, op. cit.

(**) *Archiv für die allgemeine Heilkunde. Archives de Thérapeutique générale*, in-8°. Berlin, 1790. On trouve un extrait de cet ouvrage dans le *Journal de médecine*, mois d'avril 1793, page 453. Le docteur HECKER est encore auteur de plusieurs écrits allemands, généralement estimés, et entre autres, d'une *Thérapeutique spéciale*, imprimée à Berlin en 1789. *Voyez le Journal de médecine*, mai 1790, page 283; et d'un ouvrage qui a pour titre : *Deutliche Anweisung die venerischen Krankheiten genau zu erkennen*, etc. Méthode facile pour apprendre à bien connoître et à bien traiter les maladies vénériennes, *in 8*. ERFORT, 1791.

peutique générale. J'ai avancé « que cette science comprenoit toutes les règles générales ( puisées dans l'étendue des connoissances humaines) à suivre dans le traitement , sinon de tous , au moins d'un grand nombre d'états contre nature qui ont de l'analogie entre eux , et qui, soit qu'ils soient ou non à l'intérieur, font partie de la *Thérapeutique* proprement dite , de la *Chirurgie* et des *Accouchemens* ». Les motifs qui m'ont déterminé à étendre la Thérapeutique générale à la chirurgie et aux accouchemens sont,

1°. Que dans l'exercice de ces deux derniers , on doit également suivre des principes que dans le traitement par les médicamens internes. Nous ne possédons néanmoins ni chirurgie générale , ni art général des accouchemens qui soient à ces deux branches de l'art de guérir, ce qu'est la Thérapeutique générale à la Thérapeutique spéciale. Il n'est que trop commun d'enseigner ces parties , et sur-tout la chirurgie sans principes , et telle est sans doute la cause du grossier empirisme de

plusieurs chirurgiens. Ces principes fon-
damentaux, sur lesquels devroient repo-
ser la chirurgie et les accouchemens,
n'étant que des règles détachées de la
Thérapeutique générale, ils ne doivent
pas, suivant moi, en être séparés.

2°. Il n'est pas donné à tous les médecins d'étudier à fond ces deux sciences,
la chirurgie et les accouchemens, mais
tous doivent en avoir des notions générales et cet avantage, ils le retirent d'une
Thérapeutique faite sur mon plan.

3°. Une infinité d'affections simples et générales, et une multitude de causes morbifiques universelles, réclament des secours
chirurgicaux. La Thérapeutique générale
qui s'occupe de tous ces cas, doit donc souvent indiquer des procédés chirurgicaux
pour remplir complétement son but.

4°. La Thérapeutique générale doit
comprendre tous les moyens curatifs. Or,
si la chirurgie et l'art des accouchemens
offrent un grand nombre de procédés à
l'aide desquels on peut combattre diverses affections, souvent plus efficacement

qu'avec les remèdes internes, la Thérapeutique générale peut-elle taire ces procédés? Elle perdroit alors infiniment du côté du complet et de l'utilité. J'apperçus cependant bientôt dans la vaste étendue de cette science, les difficultés de la traiter aussi complétement sous ses deux rapports, *médical* et *chirurgical*, et c'est ce qui me détermina à présenter ce dernier ouvrage.

Pour me rendre plus intelligible, je suis entré dans de plus grands détails qu'on ne fait ordinairement dans les abrégés, et j'ai rapporté çà et là des exemples pour l'éclaircissement des propositions abstraites. Convaincu de la futilité des citations, je n'en ai fait presqu'aucune: d'ailleurs, j'avais à cœur de servir à l'instruction des chirurgiens de la campagne et des petites villes et, selon moi, les uns et les autres n'auroient tiré que peu de fruit d'un grand étalage d'érudition.

ERFORT, en juillet 1791.

*N. B.* Toutes les notes précédées d'un astérisque, sont du Traducteur.

# THÉRAPEUTIQUE

## CHIRURGICALE GÉNÉRALE.

## CHAPITRE PREMIER.

## INTRODUCTION.

§. 1. La chirurgie *apprend à remédier, par* des moyens externes, *aux maladies et aux imperfections du corps humain* (*). On arrive à

---

(*) Telle est à-peu-près aussi la définition de Platner. « *Chirurgia,* dit cet auteur, *proprie et ex etymo, est illa medicinæ pars quæ manu curat;* seu *quæ hominis sanitatem tuetur, morbisque medetur, manu ac medicamentis quæ exteriùs corpori admoventur* ». Op. cit. §. 1. La chirurgie n'est pas une science distincte et séparée de la médecine, elle n'est, à strictement parler, *que la partie mécanique de la thérapeutique.* Les anciens ne la considéroient pas différemment; mais comme dans la plupart des cas, elle exige une adresse particulière, qu'il n'est pas donné à tout médecin de posséder, les modernes ( vers la fin du quatorzième siècle ) ont cru pou-

A

ce but par l'emploi extérieur des médicamens, par l'application de la main seule ou armée d'instrumens, et souvent par plusieurs de ces moyens réunis.

§. 11. Diverses circonstances peuvent apporter de grandes difficultés dans l'emploi de ces moyens. La même maladie ne cède pas toujours à la même méthode curative ; les remèdes que l'on met en usage , jouissant de plusieurs propriétés , peuvent produire des effets différens et souvent entièrement opposés. L'ap-

---

voir en faire une branche isolée de l'art de guérir , laquelle traitât spécialement des maladies qui ne requièrent le plus communément que l'application méthodique de la main , et des moyens externes. Des traités particuliers de chirurgie parurent , des chaires furent créées pour son enseignement, et dès-lors, il faut le dire à notre confusion, les rivalités , la jalousie, les dissensions, l'inimitié même, s'en mêlèrent, la distinction chimérique de médecin et de chirurgien s'établit , et celui-là se crut de beaucoup au-dessus de l'autre. Que l'on ne s'y trompe pas cependant ! le chirurgien instruit, je veux dire le médecin-chirurgien , l'*Iater chirurgon* d'Hippocrate , l'*Iater chirizon* de Galien, et non le simple opérateur, l'a toujours emporté, et l'emportera toujours sur l'homme qui n'est que médecin. En effet , les études de l'un et de l'autre sont communes, et le premier a de plus, la dextérité de la main en partage.

plication de la main et l'emploi des instrumens , dont les effets variés tiennent à la disposition des malades , à la qualité de l'instrument et à l'adresse plus ou moins grande de
celui qui le dirige, n'offrent pas des résultats
plus uniformes ; enfin le plus grand nombre
des maladies qu'a à traiter le chirurgien, exige,
pour la réussite des moyens externes , l'administration des médicamens internes.

L'étendue de ce que doit apprendre le chirurgien, pour que son art ne soit pas rempli de
difficultés, est immense; il doit contre des maladies innombrables, choisir parmi des moyens
aussi sans nombre, et il n'est utile et heureux dans sa pratique que lorsqu'il sait faire
choix des meilleurs, et les employer de la manière
la plus convenable. Certaines règles générales
et certains principes généraux, en offrant sous
un petit nombre de points de vue la multitude
des maladies et des méthodes curatives, facilitent et abrégent ce travail.

§. iii. La thérapeutique chirurgicale générale renferme toutes les règles générales puisées
dans l'étendue des connoissances humaines, règles qui sont applicables au traitement externe ,
sinon de toutes, au moins de beaucoup d'affections qui ont quelques rapports entr'elles ; mais

comme à strictement parler, il n'y a que fort peu de règles vraiment générales, que la plupart souffrent des exceptions, on ne doit point passer ces dernières sous silence.

§. IV. Les règles générales sur lesquelles repose notre art, découlent de plusieurs sources:

a. Les longues méditations des chirurgiens, depuis un grand nombre de siècles, sur les maladies, les remèdes et les opérations; les expériences et les observations faites et recueillies dans ces derniers temps, ont enfin amené à des règles que l'on doit suivre dans le traitement des maladies. Ici appartiennent la doctrine *des forces médicatrices de la nature*, chapitre II; celle *des cures et des méthodes curatives*, chapitre III; et celle *des indications*, chapitre IV.

b. L'homme est exposé à une infinité d'affections simples et générales, comme au relâchement, à la foiblesse, et à l'exaltation de la sensibilité et de l'irritabilité, à la rigidité des fibres, à la surabondance des humeurs : il existe aussi des causes générales de maladies, au nombre desquelles ces affections elles-mêmes doivent être rangées, telles sont les saburres des premières voies, les poisons. Or, de même qu'il y a de ces affections et de ces causes simples et générales des maladies, de même aussi nous avons certaines méthodes curatives simples et générales.

*c.* Quelque multipliés que soient les effets que peuvent apporter dans l'économie animale, (§. 11) les remèdes employés à l'extérieur et les opérations, il en est de généraux que l'on doit toujours attendre de la manière d'agir de chacun de ces moyens, et dont l'absence appartient aux cas rares.

§. v. Celui qui, étant pourvu des connoissances accessoires, désire apprendre la chirurgie avec succès, peut diriger ses études de la manière suivante :

Etudier a. La structure et les fonctions du corps humain dans l'état naturel, *anatomie* et *physiologie.*

b. L'histoire des maladies, *pathologie*, dans tout son ensemble ; car telle affection n'est pas plus exclusivement du domaine de la médecine, que de celui de la chirurgie : toutes peuvent réclamer des secours externes.

c. L'histoire des moyens chirurgicaux, *matière chirurgicale*, qui comprend tous les remèdes, tant simples que composés, employés à l'extérieur, les applications de la main, l'usage des instrumens, des bandages, &c.

D. La *thérapeutique chirurgicale générale*, ou l'exposé des règles et préceptes généraux qui doivent diriger le chirurgien dans l'emploi de ses moyens.

E. Enfin, la *chirurgie* proprement dite, dans laquelle chaque maladie, ainsi que les moyens qu'elle réclame, sont traités en particulier.

§. VI. Nous ne possédons encore aucun traité de thérapeutique chirurgicale générale, quoique nous trouvions épars, les préceptes généraux qui la constituent. Cet ouvrage faciliteroit singulièrement aux jeunes gens, l'étude de la chirurgie spéciale et celle de l'emploi des moyens externes dans les cas particuliers ; il leur apprendroit à se rendre un compte fidèle de la manière d'agir des remèdes, dans telle ou telle circonstance, sans leur attribuer des propriétés spécifiques occultes ; il les mettroit à même d'assigner de suite un rang aux maladies dont le caractère seroit obscur, et de leur opposer les moyens indiqués, d'après un plan curatif général raisonné ; il leur apprendroit enfin, à se rendre compte de tout ce qu'ils entreprennent auprès des malades et à ne jamais employer de remèdes, sans avoir égard à leurs propriétés et aux changemens qu'ils peuvent apporter. La thérapeutique chirurgicale générale fournit de plus au médecin qui ne peut ou ne veut point apprendre la chirurgie, les connoissances chirurgicales qui lui sont le plus nécessaires.

---

# CHAPITRE II.

## *Des forces médicatrices de la nature.*

§. VII. DANS l'univers animé (*), tout tend à la vie et à la conservation : il s'exécute en conséquence dans les animaux, un grand nombre de fonctions très-variées, qui toutes favorisent ce grand but, et qui toutes aussi dépendent d'une seule faculté imprimée au corps, et que l'on désigne sous le nom de *force vitale.* La vie tient tellement à la présence de ce principe, qu'elle s'éteint partiellement ou en totalité, dès qu'il abandonne un organe ou le corps entier. Les fonctions de l'économie animale se règlent sur son énergie ; elles se montrent dans le plus haut degré de perfection, lorsque la force vitale jouit d'une activité convenable, et elles languissent bientôt, si cette force s'affoiblit.

---

(*) L'auteur n'entend parler ici que du règne animal : sa proposition pourroit cependant s'appliquer, et elle s'applique réellement à tout le *règne organique,* aux animaux et aux végétaux.

§. VIII. Quoique doué par la nature, de la force vitale la plus énergique, l'homme ( n'étant pas, même dans l'état de la santé la plus parfaite, sans disposition à devenir malade, étant entouré d'une multitude d'objets , dont il ne peut souvent éviter l'influence nuisible, asservi à ses propres passions, qui ne lui permettent pas toujours de choisir ce qui lui est le plus convenable ) verroit bientôt le terme de sa carrière, si cette force ne possédoit en même temps, les facultés *conservatrice* et *médicatrice,* à l'aide desquelles elle écarte, étouffe dès leur apparition, ou du moins conduit peu à peu les maladies, sinon à une terminaison parfaite, cependant à un état auquel l'individu ne succombe pas. On retrouve dans l'examen des fonctions qui s'exécutent dans l'homme sain, la raison pour laquelle le corps se débarrasse d'un grand nombre de maladies. Ces fonctions sont utilement employées à rendre mobile la matière morbifique, à l'altérer au point de lui faire perdre ses qualités malfaisantes, à l'expulser et dans d'autres circonstances, à lui opposer certains obstacles, à réparer les pertes, &c. On peut donc avancer que les puissances médicatrices de la nature se manifestent et se font connoître efficacement par certaines fonctions : *sans leur action aucun remède n'agit, et tout l'art du médecin devient nul.* Il est reconnu, même du vulgaire, qu'un malade a besoin d'un certain degré de forces pour se rétablir.

§. IX. Les fonctions qui s'exercent dans l'homme, ainsi que les phénomènes qui en dépendent et à l'aide desquels les forces se manifestent en particulier au chirurgien et lui deviennent infiniment précieuses dans la pratique, sont (*) :

----

(*) Deux propriétés vitales, suivant les physiologistes modernes, président à toutes les fonctions de l'économie animale. La première de ces propriétés est celle qu'ils désignent sous le nom de *sensibilité*, et qu'ils distinguent en sensibilité *organique* ou *obscure*, et en sensibilité *animale* ou *patente ;* la seconde est celle qu'ils nomment *contractilité*, et qu'ils distinguent également que la précédente, en contractilité *obscure* ou *tonicité*, et en contractilité *apparente* ou *myotilité.* Plusieurs raisons prises de la physiologie, de la pathologie et de la thérapeutique, me font admettre quatre propriétés vitales bien distinctes, et dans nombre de circonstances, absolument indépendantes les unes des autres.

1°. La *tonicité*, propriété vivante en vertu de laquelle toutes nos parties tendent à se resserrer, à se rapprocher.

2°. L'*irritabilité* ou myotilité. Cette propriété, moins répandue que la précédente, consiste dans la susceptibilité aux mouvemens. Quoique les muscles et les viscères

*a.* **La** contractilité du tissu cellulaire : cet organe fournit à tout le corps l'union et la solidité qui toutes deux s'affoiblissent, dès qu'il se relâche ou ne se resserre pas convenablement. Les solides perdent alors leur position respective, et les humeurs de tout genre inondent le lieu qui ne résiste pas suffisamment : de là, les hernies, les chutes, les tumeurs et une infinité

---

creux, comme les vaisseaux, le canal intestinal, la vessie, la matrice, paroissent en être exclusivement doués, l'intermède des nerfs est cependant indispensable pour réduire en acte cette propriété. D'après cela, ne pourroit-on pas regarder l'irritabilité, comme l'excitabilité modifiée par l'organe musculaire ? C'est cette modification que le professeur FOUQUET indique par cette expression figurée, *l'irritabilité n'est qu'une branche égarée de l'ame sensitive.*

3º. L'ex-*citabilité*, sensibilité de relation, est cette autre propriété, en conséquence de laquelle nous éprouvons des sensations plus ou moins agréables ou pénibles : elle paroît uniquement résider dans les nerfs. L'irritabilité et l'excitabilité sont l'apanage de l'animalité, **et** ne se retrouvent pas dans les végétaux.

4º. L'in-*citabilité*, sensibilité organique : cette quatrième propriété est inhérente à toutes nos parties ; elle est à l'excitabilité, ce que la tonicité est à l'irritabilité. De même que la tonicité, elle appartient à tout le règne organique, et c'est par elle que s'opèrent la digestion des matières alimentaires, l'absorption, l'assimila-

d'affections analogues, auxquelles le chirurgien ne peut remédier qu'autant qu'il rétablit, augmente ou remplace, la tonicité qu'a perdue l'organe celluleux.

§. x. *b*. La nutrition, lorsqu'elle se fait bien, nous est de la plus haute importance dans un grand nombre de maladies, sur-tout dans celles qui réclament des secours chirurgicaux, dans les

---

tion, les sécrétions et l'exhalation. Je suis bien éloigné de croire avec BICHAT, que cette propriété réside dans les nerfs des ganglions ( je ne regarde ces nerfs que comme les conducteurs de l'excitabilité dans les organes intérieurs, et comme les intermèdes nécessaires à l'exercice des mouvemens involontaires qui ont lieu dans ces mêmes organes ). Pour appuyer mon opinion, je me bornerai à observer que, pour que la chose fût ainsi, il faudroit que ces nerfs existassent dans toutes nos parties indistinctement, dans les nerfs eux-mêmes, dans les ongles, dans les poils, en un mot, qu'ils fussent la trame de tous nos organes, ce qui n'est pas concevable : d'ailleurs, qui est-ce qui les remplaceroit dans les végétaux ? Le tissu cellulaire, base générale de toutes les substances organisées, ne seroit-il pas plutôt l'organe immédiat de l'incitabilité ?

Cet apperçu a besoin de développemens ultérieurs. Je me propose, lorsque le temps et les circonstances me le permettront, de donner à ce sujet un mémoire, à la suite duquel j'esquisserai un plan de nosologie et de matière médicale fondé sur les mêmes principes.

abcès et les ulcères en particulier, et en général
dans toutes les circonstances où le corps a
essuyé une altération quelconque et souffert une
déperdition considérable. Cette fonction doit
servir dans les affections chroniques, à soutenir
les forces, à réparer les pertes journalières et à
prévenir une dépravation ultérieure. Lòrsqu'au
contraire, la nutrition est en défaut, tous les
secours extérieurs deviennent superflus.

§. XI. *c.* La nature fournit aux parties qui
ont éprouvé une grande perte, une somme pro-
portionnément plus considérable de sucs nour-
riciers : c'est sur ce phénomène qu'est fondée la
propriété merveilleuse de la réunion et de la ré-
paration, *force reproductrice.* Les solutions de
continuité des os, des muscles, de la peau, &c.
se réunissent par l'intermède de la sécrétion d'un
suc nourricier *liant ;* des portions d'os, des os
entiers même, sont régénérés, et la soustraction de substance d'un muscle, d'un nerf, du
cerveau ou d'un autre viscère, est remplacée,
du moins en partie, et le vide qu'elle offre rempli par une masse de tissu cellulaire analogue à ce qui a été enlevé, et cela pour le
maintien des fonctions de l'organe lésé et
pour la bonne conformation des corps. De
quelle utilité cette propriété n'est donc pas
au chirurgien, dans le traitement des plaies,

des maladies des os , des fractures , &c. ?

§. xii. *d.* La nature altère et change, souvent au point de leur faire perdre leurs qualités malfaisantes et quelquefois de les rendre plus propres à être écartées, évacuées, les matières morbifiques apportées du dehors ou engendrées dans l'intérieur. Ce changement remarquable que l'on connoît en médecine sous le nom de *coction*, s'effectue sur-tout par une augmentation de chaleur , par une accélération de la circulation, par un mélange de nos humeurs avec les matières nuisibles, et peut-être aussi, par une espèce de fermentation. Les maladies peuvent passer par bien des sortes de coctions; mais il en est une qui, plus que les autres, doit intéresser le chirurgien, je veux dire la *suppuration*. C'est par elle que les matières hétérogènes, crues, immobiles, putréfiées ou autrement altérées, sont, d'une part, rendues innocentes et de l'autre, plus aptes à l'élimination. Dans les inflammations qui n'admettent point la résolution , dans les gangrènes, les caries, les ulcères de mauvais caractère, dans différentes tumeurs, &c. les secours que nous pouvons apporter se réduisent souvent à la favoriser.

§. xiii. *e.* C'est en vertu d'une bonne disposition des vaisseaux lymphatiques pour l'ab-

sorption, que les fluides accumulés par la maladie, sont de nouveau portés dans la masse
des humeurs ou rejetés par des émonctoires appropriés ; c'est aussi par cette voie que les remèdes appliqués à l'extérieur, pénètrent dans
le corps et sont conduits à l'organe sur lequel ils
doivent agir. Cette fonction est donc de la plus
grande importance, lorsqu'il s'agit de résoudre
des engorgemens et de remplacer par des médicamens extérieurs, l'administration des remèdes
internes, qu'empêchent des circonstances particulières.

§. x i v. *f.* La nature prépare différentes
évacuations dans l'intention de se débarrasser des matières nuisibles. L'art doit favoriser ces évacuations et écarter les obstacles
qui pourroient s'y opposer ; mais il ne doit que
rarement chercher à exciter celles auxquelles la
nature n'est point disposée, et il doit dans tous les
cas, soigneusement distinguer celles qui sont vraiment salutaires et dépendantes des forces de la
vie, de celles qui sont nuisibles, et où le corps est
foible et reste dans un état passif. En favorisant les
premières, son devoir est de suivre la voie que
lui trace la nature, pourvu qu'elle soit en rapport avec la matière à expulser, autrement il lui
fraieroit une meilleure route. Le chirurgien
bien attentif à ces circonstances, pourra tou-

jours établir, dans un lieu avantageux, des évacuations par des ulcères artificiels et autres, lui seul traitera avec succès les tumeurs sur lesquelles la nature déposoit une humeur qu'elle ne pouvoit évacuer, &c. &c.

§. xv. *g.* Dans plusieurs affections, la nature prend diverses mesures auxquelles nous devons bien faire attention dans l'emploi de nos moyens extérieurs ; c'est ainsi qu'elle tend à affoiblir l'impression d'une matière irritante, si sur-tout elle s'exerce sur un organe sécréteur, en faisant aborder, vers le lieu affecté, une plus grande quantité d'humeurs, lesquelles atténuent, délaient et invisquent la matière stimulante; c'est encore ainsi qu'elle isole dans une fausse membrane, le pus ou d'autres substances hétérogènes, afin d'en délivrer les parties voisines. Nous sommes journellement témoins des accidens qui se manifestent lorsque la nature refuse ces secours; le pus, par exemple, se creuse des cavités, se fraie des routes, donne naissance à des fistules.

§. xvi. *h.* Les sensations désagréables, les douleurs même, qui accompagnent le plus grand nombre des maladies et tiennent essentiellement à notre organisation, sont souvent pour nous des indices du siége du mal, de la nature et de l'importance de sa cause; elles nous enseignent aussi quel est le point vers lequel nous devons diriger nos secours , &c. ; en sorte que , quelque pénibles qu'elles soient pour le malade, nous devons souvent les regarder comme des phénomènes favorables , ne seroit-ce en certaines occasions que parce qu'elles montrent qu'il reste encore suffisamment de forces , ou qu'elles indiquent que les moyens administrés ont produit l'effet attendu.

§. XVII. *i.* C'est en raison de l'étroite correspondance établie entre divers organes, que les changemens survenus dans l'un, se font bientôt ressentir dans les autres. Cette disposition singulière, que l'on désigne sous le nom de *sympathie* (*consensus*), nous explique pourquoi nous ne devons pas toujours regarder comme siége du mal, l'endroit où se manifestent les symptômes les plus surprenans, et elle nous apprend à diriger nos moyens, lorsque nous ne pouvons pas agir sur la partie affectée immédiatement , vers une autre qui sympathise avec elle. On retrouvera dans la suite plusieurs méthodes curatives entièrement fondées sur les sympathies.

§. XVIII. *j.* Cette manière d'être en vertu de laquelle nous nous accoutumons insensiblement à certaines incommodités (*) , favorise singuliè-

_____________

(*) L'homme s'habitue graduellement à l'action de

rement le chirurgien dans les diverses maladies qu'il ne peut espérer de guérir, ainsi que dans l'application de nombre de moyens qui sont

---

presque tous les corps extérieurs qui peuvent agir sur lui, et à la longue il n'en ressent plus l'influence. Le froid et le chaud finissent par ne plus l'incommoder, les boissons spiritueuses, par ne plus l'enivrer, le tabac, par ne plus le faire éternuer, l'opium, par ne plus calmer ses douleurs, certains poisons, par ne plus lui causer la mort, etc. à moins que ces diverses substances ne soient employées à des doses forcées. Telle est la raison pour laquelle, si nous voulons obtenir des effets durables de nos remèdes héroïques, il est nécessaire d'en augmenter successivement la dose ou l'activité, ou de laisser quelques intervalles dans leur administration. Mais il seroit un moyen bien plus sûr et bien plus efficace, ce me semble, de remplir ce but, ce seroit de faire alterner l'usage du moyen indiqué avec celui d'un autre médicament doué de propriétés opposées. Cette idée n'est pas nouvelle, les brillans succès que l'on a obtenus (en Allemagne et en France, durant la dernière guerre) du traitement du tétanos traumatique, par les alcalis et l'opium, suivant la méthode du DOCTEUR SCHUTZ, reposent sur ces principes; et ne voyons-nous pas journellement, dans les affections chroniques, les malades crier victoire, et se croire guéris dans les premiers temps de l'emploi d'un nouveau médicament, tandis qu'ils ne doivent ce mieux apparent et momentané qu'à cette nouvelle activité, à cette nouvelle vie, que semblent prendre tous les organes à l'approche d'un stimulus qui, jusque-là, leur étoit inconnu !

B

de nature à causer des incommodités longues et quelquefois permanentes, comme dans celle de différens bandages, et l'emploi de plusieurs machines.

§. xix. *k.* Lorsque le principe vital combat, d'une des manières indiquées ( §. ix — xviii) il agit pour l'ordinaire avec plus d'énergie que dans l'état de santé ; on peut dire d'après cela, que la guérison de plusieurs affections est le résultat d'un surcroît de forces vitales. Si l'on doit souvent relever artificiellement ces forces pour les mettre en état de vaincre, il est d'autres circonstances où il est nécessaire de diminuer leur énergie ; les accidens violens qui s'opposoient à la cure, se calment alors ; des hémorrhagies qui auroient privé le corps de sang, s'appaisent ; certaines évacuations qui, si elles avoient duré, auroient amené la mort, se suppriment : c'est en grande partie sur ces phénomènes que repose la méthode calmante.

§. xx. En raison de toutes ces dispositions de notre machine, ( §. ix — xix ) et des modifications multipliées dont elles sont susceptibles dans l'état pathologique, par ses propres forces en un mot, la nature guérit, non-seulement les affections légères, mais même les maladies graves, notamment chez les individus robustes et chez lesquels les fonctions s'exécutent encore

avec une force pleine et entière. Oui certes ! la
nature seule guérit plus sûrement et plus promptement que lorsqu'une main maladroite cherche
à la secourir. Il se rencontre néanmoins assez
de raisons (§. xxi — xxiv) qui ne permettent
pas de lui abandonner exclusivement ce travail
et qui réclameront l'art, et par conséquent les
personnes qui l'exercent, tant qu'il existera des
maladies. Si cet art guérit moins bien que la nature, s'il dérange ce qu'elle a fait de bon, la
faute n'en est imputable qu'à la manière dont
il a été dirigé.

§. xxi. 1. La chirurgie ne peut absolument
contribuer en rien à la guérison de beaucoup de
maladies contre lesquelles la nature possède
les secours les plus parfaits : c'est ainsi que
chez un individu sain, une plaie récente
simple guérit en l'abandonnant à elle-même,
tandis que tout secours étranger deviendroit
alors préjudiciable. Mais de ce que ces circonstances se présentent journellement, s'en-
suit-il que la surveillance du chirurgien soit
superflue ! Nullement : la nature ne peut-
elle pas d'un instant à l'autre refuser ses secours ? Ne peut-elle pas s'écarter de la bonne
voie ? Et ne peut-il pas se rencontrer des circonstances, internes ou externes, qui viennent
troubler sa marche et renverser subitement ce

qu'elle avoit fait en faveur du malade? L'observation journalière, tant des plaies simples que d'autres maladies qui s'agravent spontanément, lors même qu'on concevoit les meilleures espérances de guérison, ne permet pas de nier ce que nous venons d'avancer.

§. XXII. 2. La nature, dans les maladies, agit souvent trop énergiquement, trop précipitamment ou trop constamment. C'est ce qui arrive lorsque le principe vital est trop exalté, comme chez les enfans; lorsqu'une cause morbifique intense porte subitement son impression sur un individu robuste, sans en même temps affoiblir ses forces; lorsque le malade est tellement sensible, et irritable que des causes légères produisent sur lui de grands effets. Une activité trop grande a souvent les suites les plus funestes; ainsi, une inflammation décidée par un stimulus très-énergique, peut passer à la gangrène, lorsque la nature, ayant réuni toutes ses ressources pour se délivrer de l'irritation, par une plus grande affluence des humeurs vers la partie lésée et par une augmentation d'action de toutes les fibres qui la composent, échoue dans ses efforts. La même chose s'observe dans nombre d'évacuations utiles en elles-mêmes : combien de fois n'arrive-t-il pas que ces évacuations sont trop abondantes, qu'elles durent trop long-temps? &c.

§. xxiii. 3. Dans d'autres circonstances, au contraire, les forces médicatrices sont trop foibles, trop lentes et trop peu soutenues, quelquefois même elles nous abandonnent : ce qui peut tenir en général, 1°. à l'extrême foiblesse du malade; 2°. à quelques causes qui oppriment et paralysent les forces; 3°. enfin, à ce que la maladie est du nombre de celles contre lesquelles la nature n'a aucun remède à opposer ou contre la violence desquelles ses secours, quoique très-efficaces, sont toujours infructueux. Des exemples vont éclaircir cette proposition. La plaie la plus récente, et la plus simple, demande des secours actifs chez un sujet très - épuisé ; une plaie ne peut pas non plus guérir, si des causes accidentelles empêchent le contact de ses bords; tous les efforts de la nature sont également impuissans contre des matières fixées et endurcies dans un point quelconque, contre le virus syphilitique, la morsure du chien enragé.

En général, la nature agit trop énergiquement dans les maladies aiguës, les inflammations et autres cas analogues, et trop foiblement dans les affections chroniques, les tumeurs froides, &c.; c'est ce qui constitue la principale différence de ces maladies: cette règle souffre cependant des exceptions, car les forces peuvent être trop foibles dans les premières et trop vives dans les secondes.

§. XXIV. 4. Enfin, la nature ne prend pas toujours la voie la plus courte, la plus sûre, ni la plus favorable, pour parvenir à son but, et d'ailleurs, elle n'est pas en état de surmonter tous les obstacles. Le malade succombe alors, précisément aux efforts qui dans le fond ne tendoient qu'à son avantage. Ce sont ces aberrations que nous nommons des *opérations perverties* des forces médicatrices. Ces aberrations s'observent également et dans les maladies aiguës, et dans les maladies chroniques, et tiennent 1°. à notre organisation, qui est telle qu'un appareil de mouvemens tend souvent à plusieurs fins, en sorte qu'à l'instant où le principe vital se met en œuvre pour combattre une maladie, il peut se développer des phénomènes secondaires plus ou moins préjudiciables suivant les circonstances; 2°. à la réunion de diverses affections entr'elles; la nature ayant alors plusieurs obstacles à vaincre à-la-fois, elle est troublée dans ses fonctions; 3°. à ce que le principe conservateur choisit pour son travail une route trop courte, ou cherche à atteindre son but par trop de détours: l'un et l'autre de ces cas peuvent tourner

au détriment du malade. C'est ainsi qu'une évacuation préparée par la nature peut être utile ,
mais les forces du sujet ou les émonctoires par
où doit avoir lieu cette évacuation, ne peuvent la
supporter ; la suppuration est souvent un secours des plus salutaires de la nature, mais
celle-ci la provoque trop lentement, avec des
circonstances secondaires dangereuses, dans un
lieu où cette suppuration cause des suites plus
à redouter que l'affection principale, &c.   .

§. xxv. Puisque nous possédons différens
moyens (§. 1) propres à soutenir la nature lorsqu'elle agit avec une énergie suffisante et parfaitement d'après son but; à la modérer lorsqu'elle est trop active ; à l'exciter et même à
prendre sa place lorsqu'elle est dans l'inertie et
qu'elle nous abandonne; enfin, à la ramener
dans le droit chemin, lorsqu'elle s'en écarte, c'est
avec raison que nous pouvons dire qu'à l'aide
de ces moyens, nous sommes à même d'apporter
dans l'économie des changemens salutaires. Tous
nos remèdes agissent directement sur les forces
vitales et opèrent seulement et uniquement par
elles ; ceux même avec lesquels nous déterminons la guérison des maladies contre lesquelles
ces forces seules auroient été impuissantes, auroient pourtant été infructueux sans elles, et si
les fonctions ne s'étoient plus exercées, ou

n'avoient plus eu lieu que d'une manière très-imparfaite.

§. XXVI. Il résulte de tout ce que nous venons de dire :

1°. Que les seules forces médicatrices de la nature ne sont pas toujours suffisantes pour le travail de la guérison.

2°. Qu'il est d'une nécessité absolue, dans toutes les maladies, d'avoir suffisamment égard à ces forces. Le chirurgien seul traitera avec succès, qui, dans tous les cas, évaluera avec exactitude leur énergie et la comparera avec la gravité du mal, qui se constituera à propos spectateur attentif, qui modérera, quand il sera nécessaire, les efforts trop énergiques de la nature, qui viendra à son secours et l'excitera à une plus vive activité dans les instans opportuns, qui enfin la redressera lorsqu'elle s'écartera de la bonne route. Toute la science du médecin et du chirurgien est comprise dans ce peu de mots.

3°. Qu'il est indispensable d'avoir des méthodes curatives, pour remplir fidèlement les vues proposées.

# CHAPITRE III.

*Des cures et des méthodes curatives.*

§. XXVII. TRAITER, *c'est apporter*, dans le corps humain malade, *des changemens qui puissent favoriser son rétablissement.* Dans le traitement externe, ces changemens sont produits par les moyens chirurgicaux ( §. 1. ). La manière d'employer ces moyens, le plan que l'on se forme pour la direction d'une cure, se nomme *méthode curative* ou *méthode de guérir.*

Le chirurgien en entreprenant un traitement se propose trois choses :

1°. De conserver la vie qui tôt ou tard seroit en danger ;

2°. De rétablir les fonctions, l'usage d'un organe ou d'un membre, qui se font avec gêne, douleur ou qui sont anéantis ;

3°. D'éloigner ce qui rend le corps difforme, et nuit, sinon à l'exercice des fonctions, du moins à la beauté.

§. XXVIII. Quoique le chirurgien se soit servi d'une méthode curative convenable, il peut néanmoins arriver que son malade périsse, que l'usage d'une partie ne soit pas rétabli, qu'une difformité persiste, et, qui plus est, que les choses empirent : nous donnerons la raison de ces phénomènes. Dans ces cas même, le malade a été traité, ou pour mieux dire, on a fait ce qu'il falloit pour son rétablissement, mais le but a été manqué, l'on n'a pas guéri. On voit par-là que *traiter* et *guérir* sont deux choses bien différentes.

§. xxix. Avant que d'entreprendre une cure, il faut bien déterminer jusqu'à quel point on peut compter dessus. Cette considération est de la plus haute importance, puisqu'un trop grand empressement ou l'emploi de moyens héroïques peuvent, dans certains cas, être préjudiciables au malade et compromettre l'homme de l'art, tandis que, dans d'autres cas, une décision prompte et un résultat conforme au but, peuvent contribuer au salut du premier et étendre la réputation de l'autre. Il est quelques observations générales à faire à ce sujet.

1°. Toutes les fois que la nature peut se suffire à elle-même, le chirurgien doit se constituer spectateur attentif : l'art alors deviendroit non-seulement superflu, mais encore nuisible. Celui qui prescrit inconsidérément des remèdes doit être accusé, soit de viser à l'intérêt, soit d'ignorer que la nature guérit. D'un autre côté, l'homme, même le plus instruit, doit souvent accorder quelque chose aux préjugés ; tous les malades n'osent point s'abandonner à la nature, quelques-uns sont inquiets et agités, lorsqu'ils s'apperçoivent que le chirurgien, dans lequel ils avoient mis leur confiance, reste dans l'inaction, plusieurs vont même jusqu'à attribuer cette inaction à l'impéritie. Cette inquiétude des malades pouvant exaspérer leur mal, il faut alors paroître agissant, sans l'être en effet, prescrire un régime et une diète convenables d'ailleurs, et employer des remèdes que l'on est convaincu de ne pouvoir en rien troubler la nature dans ses fonctions. Le chirurgien qui connoît les bornes de son art, ne s'attribue rien de ce qu'a fait la nature, et il ne dit pas une maladie plus grave qu'elle ne l'est réellement, pour s'élever davantage : en effet, à quoi bon courir après un fausse gloire, là où brille le vrai mérite ?

2°. Mais lorsque la nature a besoin d'être secondée, nous devons de suite faire le meilleur emploi de nos moyens, et nous pourrons toujours nous promettre du succès, s'il ne se déclare aucun accident imprévu et si nos secours, bien administrés, opèrent convenablement.

3°. Certains organes peuvent être mutilés ou

détruits au point que, malgré la meilleure force reproductrice, leur conservation ne soit plus possible: ainsi, une partie dont les artères et les nerfs ont été entièrement détruits, un os carié ou brisé dans sa totalité, un membre sphacélé, ne peuvent plus être conservés. Le chirurgien ne devra pas, dans des cas semblables, promettre ce qui est au-dessus des ressources de l'art, un rétablissement parfait est physiquement impossible, et le traitement doit se borner à écarter au plus vîte ce qui ne peut plus être conservé, afin qu'un retard mal entendu n'augmente point la perte qu'a à souffrir le blessé.

4°. Un malade peut être tellement près de sa fin, tant à cause de la violence et de la durée du mal, que parce qu'on auroit fait réclamer des secours trop tard, qu'il ne soit plus possible d'entreprendre une cure. Le chirurgien dans cette occurrence ne devra ni cacher les dangers, ni employer, sans avoir prévenu les parens, des remèdes, et sur-tout des remèdes très-actifs, autrement il pourroit passer pour avoir tué un individu, qui au fond, ne pouvoit être sauvé.

5°. Il est des affections incurables de leur nature, comme les squirrhes anciens, les véritables cancers, les vieilles hernies adhérentes, &c.; il en est quelques-unes, comme les vieux ulcères, que l'on ne peut point se permettre de guérir à raison des suites encore plus fâcheuses qu'elles laisseroient à redouter ; il en est d'autres enfin, qui éludent tous les secours de l'art, parce qu'on ignore, soit leur nature, soit les remèdes qui leur conviennent.

Quelle devra être la conduite à tenir dans ces circonstances? Quoique les cas particuliers doivent décider sur le parti à prendre, en général cependant, on peut dire que s'il y a de la témérité, que si même il y va de la réputation du chirurgien, de promettre la guérison des maux incurables, il n'en est pas moins de son devoir de les traiter. Plusieurs motifs doivent déterminer à en agir de la sorte : 1°. Il est possible de porter un faux pronostic sur la curabilité et l'incurabilité de la maladie; 2°. notre art reposant en grande partie sur des faits, il peut se faire que des tentatives faites avec discernement, aient des résultats au-dessus de toute attente ; 3°. il vaut toujours mieux tenter un moyen douteux que d'abandonner à une mort certaine ; 4°. il suffit souvent, pour tranquilliser les malades et leurs proches, de voir que le médecin dans lequel ils ont mis leur confiance, fait tout ce qui dépend de lui pour les soulager, tandis qu'ils se tourmentent et agravent leur état, lorsqu'ils se voient sans secours ; 5°. l'homme de l'art n'est pas, même dans les maux incurables, sans avoir quelques moyens à opposer aux accidens étrangers qui peuvent survenir ; 6°. enfin, des empiriques en s'emparant du traitement que nous abandonnons, peuvent encore faire plus de mal, et étant favorisés du hasard dans certains cas, ils acquerroient de la célébrité au détriment du genre humain.

§. xxx. Le chirurgien ne doit pas seulement connoître tous les médicamens, tous les procédés manuels, toutes les opérations et les divers instrumens qu'elles requièrent ; ce n'est pas assez qu'il sache employer exactement les uns et les autres, qu'il puisse même opérer avec le plus de dextérité, il doit encore connoître la manière d'agir de tous ces moyens, savoir comment ils se comportent envers la cause morbifique, et dans quels rapports ils sont avec les forces vitales. Celui qui, sans avoir égard aux motifs qui ont pu le déterminer à traiter la maladie existante, à l'activité des remèdes nécessaires pour la combattre, aux changemens que ces remèdes doivent apporter, à ce que fera la nature et à ce qu'elle laissera à faire, emploiera des médicamens ou opérera, est un empirique, et son travail un grossier empirisme ; il prostitue son art en se déshonorant lui-même, et quoique le hasard lui soit quelquefois favorable, en général cependant, il est plus nuisible qu'utile aux malades. Le chirurgien est d'autant moins excusable d'être empirique, qu'il a plus souvent que le médecin, l'avantage de pouvoir déterminer d'avance et avec un certain degré de certitude, l'action de tous ses moyens et les effets qui doivent en résulter. La chirurgie ne reconnoît point ces spécifiques qui opèrent par des propriétés occultes, ni ces arcanes qui possèdent des vertus secrètes : ces derniers sont des inventions de l'ignorance et de la fraude.

§. XXXI. Si après tout cela enfin, on se croyoit autorisé à entreprendre un traitement, on devroit encore, avant de s'occuper de la maladie et des moyens d'y remédier, faire attention aux circonstances suivantes.

1°. *A l'âge*. Les fonctions dont il a été question ( §. IX — XIX ), ainsi que les forces nécessaires pour la destruction des maladies, diffèrent aux diverses époques de la vie. Si c'est à la fleur de l'âge que la nature jouit de la plus grande activité, qu'elle laisse moins à faire à l'art, et que ce que celui-ci entreprend, réussit plus aisément et plus promptement, il n'est pas rare non plus de voir alors survenir des effets immodérés qu'il devient nécessaire de calmer. Les affections simples sont plus communes chez les jeunes gens ; les compliquées au contraire sont l'apanage d'un âge plus mûr, et dans lequel le corps s'est beaucoup éloigné de l'état naturel. Un âge peu avancé enfin, est plus convenable lorsqu'il s'agit de la réussite d'une opération importante, ainsi que dans les cas où pour obtenir la guérison, il est nécessaire de rendre la circulation plus libre, comme dans la résolution des matières stagnantes, dans le rétablissement des excrétions, &c.

2°. *Au sexe.* Quoique cette circonstance soit peu susceptible d'apporter des changemens dans le traitement, le chirurgien ne doit pas oublier que chaque sexe offre sous plus d'un rapport, des particularités dépendantes de sa destination, de ses organes et des fonctions qui lui sont propres.

3°. *Au tempérament.* Les variétés des tempéramens, ont une influence bien marquée dans les cures. Il est des personnes chez lesquelles une irritation ou d'autres impressions légères amènent des effets violens quoique passagers : la nature réunit alors toutes ses forces pour en écarter la cause ; mais ses efforts n'étant pas suffisamment soutenus, et les appareils nombreux des symptômes qu'elle excite pour son travail, se croisant et se contrariant, les malades peuvent succomber ; c'est ce que l'on observe chez les individus d'un tempérament irritable, sanguin et colérique. On voit facilement quelle doit être la conduite à tenir dans ces cas ; on voit combien peu on doit estimer la gravité du mal, par les plaintes de celui qui l'endure, combien peu on a à s'abandonner aveuglément à l'activité de la nature, et de quelle manière il faut souvent guider cette activité, et la restreindre lorsqu'elle est désordonnée ; on voit avec quelle circonspection enfin, on doit se conduire dans l'administration des moyens héroïques, lorsqu'on veut obtenir l'effet qu'on doit en attendre, et empêcher qu'ils ne soient portés de loin. Dans les tempéramens phlegmatiques, la nature agit peu et lentement, et elle attend de l'art des secours énergiques. Chez les individus de cette constitution, les causes morbifiques, même les plus intenses, ne déterminent que des pgénomènes obscurs. Enfin, les affections des mélancoliques se reconnoissent à leur opiniâtreté ; la nature chez eux, ne quitte que difficilement la marche qu'elle a une fois prise, et si l'on vient à la forcer, les accidens les plus fâcheux en sont la suite : c'est sur-tout dans ces circonstances qu'il faut insister sur l'usage des moyens qui agissent d'une manière lente.

4°. *A quelques dispositions particulières.*

C

La sécheresse, la maigreur, l'embonpoint, la texture ferme ou lâche du corps, &c. apportent dans les traitemens des modifications dont il sera plus amplement question, lorsque nous parlerons de ces dispositions elles - mêmes, comme causes simples et générales des maladies.

5°. *Au genre de vie et aux habitudes.* Celui qui a mené une vie simple, et qui, sous ce rapport, s'est écarté le moins possible de la nature, doit dans les maladies compter davantage sur les forces médicatrices et sur les secours de l'art, que celui qui a constamment mené une vie molle et artificielle. Chez ce dernier, il faut être très-circonspect dans l'emploi des remèdes actifs, et s'attendre à tout instant à des effets secondaires immodérés et nuisibles ; chez l'autre au contraire, on arrive plus aisément et plus sùrement à son but. Plusieurs professions habituent le corps à des impressions fortes, qui seroient nuisibles dans d'autres circonstances ; les maladies de ces sortes d'individus requièrent de l'art des secours très-énergiques. D'autres professions excluent ou limitent l'emploi de certains remèdes et de certaines méthodes curatives, et on doit les abandonner, si l'on veut tirer quelques avantages d'un traitement ; c'est ainsi que l'on doit s'abstenir de toute exposition à l'humidité lorsqu'on

veut employer les dessicatifs, que l'on doit éloigner les agitations du corps et de l'esprit, lorsqu'il s'agit de calmer. Ces préceptes sont applicables aux opérations les moins importantes,
lesquelles ne réussissent pas, lorsque la manière
de vivre donne continuellement naissance à de
nouvelles matières morbifiques.

Pour ce qui concerne les habitudes en général, il est essentiel de ne pas retirer subitement
et entièrement un malade de ses habitudes,
fussent - elles vicieuses ( * ). Tout changement
brusque peut avoir des suites fâcheuses, ne
seroit - ce qu'en interrompant le calme et la
gaîté, qui, l'un et l'autre, ont une influence
bien marquée sur la guérison. Une légère erreur de régime commise à dessein, nuit souvent
moins qu'un médicament pris à contre cœur :
personne n'ignore l'effet pernicieux des liqueurs
spiritueuses dans les plaies ; il est cependant des
circonstances dans lesquelles il seroit impossible
d'obtenir la guérison, sans accorder quelque
chose à l'inclination qu'ont certains blessés
pour ces sortes de boissons. L'habitude d'ailleurs
rend innocentes une infinité de choses nuisibles.

---

(*) *A multo tempore consueta*, a dit l'Oracle de Cos,
*etiamsi fuerint deteriora, insuetis minus turbare solent.*
Aph. 50, sect. 11.

6°. *A l'idiosyncrasie.* On appelle ainsi, cette disposition occulte, en conséquence de laquelle des individus ne peuvent supporter, sans s'exposer à de grands inconvéniens, certaines impressions, certains alimens, médicamens, &c. supportables et ordinaires aux autres (*). C'est

---

(*) On pourroit ajouter : et en conséquence de laquelle d'autres individus désirent, appètent et supportent des choses contraires au plus grand nombre des hommes. Celui-là est donc indigne du titre de médecin, qui, regardant la nature comme son esclave, refuse sans nécessité de satisfaire les désirs et les appétits qu'elle inspire aux malades. Les sauvages et les brutes n'ont d'autres guides, pour le traitement de leurs infirmités, que l'instinct, et rarement ils ont à se repentir de l'avoir suivi. L'homme civilisé resteroit-il seul privé d'un aussi grand avantage ? Il me suffira, pour démontrer le contraire, d'observer avec Tourtelle « que les peuples du Nord appètent singulièrement les amers qui sont très-appropriés à la saburre glaireuse dont ils regorgent ; que les habitans des pays méridionaux font leurs délices des rafraîchissemens et des fruits acides qui conviennent à la constitution bilieuse qui leur est propre, et qu'enfin, pour ne pas aller plus loin, dans les maladies aiguës bilieuses qui tendent à la putridité, les malades éprouvent, en quelque sorte, de l'horreur pour les bouillons de viande, et en général pour toutes les substances animales, tandis qu'ils appètent les fruits et les alimens acides ou acéteux, et qu'ils s'en saisissent avec avidité ».

ici le cas de ne point chercher à obtenir par la contrainte, ce que l'on n'a pu gagner par la douceur : si un malade prévient qu'il a une antipathie et une répugnance insurmontables pour un médicament, ou pour une opération, le chirurgien doit s'y prendre d'une autre manière pour arriver à son but. Un individu pour avoir été saigné malgré lui, mourut durant l'opération.

7°. *Aux dispositions héréditaires.* Lorsqu'une affection s'est, pour ainsi dire, naturalisée dans une famille, elle est en général plus difficile à extirper.

8°. *Aux maladies précédentes, et aux remèdes antérieurement employés.* L'une et l'autre de ces circonstances peuvent jeter un grand jour sur la nature de la maladie actuelle, et en faciliter le traitement.

9°. *Au climat, à l'habitation, à la saison, et sur-tout à la constitution ou au caractère épidémique,* résultant de toutes ces circonstances. On voit à certaines époques, et dans certaines contrées, des maladies être tellement dominantes, que d'autres, qui d'ailleurs en diffèrent totalement, prennent quelque chose de leur caractère. Tantôt l'épidémie a un génie inflammatoire ; il se manifeste non-seulement des maladies phlogistiques de tout genre, encore l'inflammation se joint facilement et avec intensité aux autres affections, aux plaies, aux opérations, &c. Lorsque l'épidémie est bilieuse, il y a dans les premières voies et dans la masse des humeurs, une surabondance de bile qui ne se borne pas à produire des maladies de cette nature, mais qui va jusqu'à en agraver d'autres, changer l'effet des remèdes, et annuller le succès des opérations. D'autres fois, c'est le caractère putride qui l'emporte, les affections septiques prédominent, et la corruption se joint à l'action du remède le plus innocent, comme aussi à l'opération pratiquée le plus heureusement. D'après ce que nous venons d'exposer, il est facile d'appercevoir la raison pour laquelle, lors d'une épidémie, on peut échouer avec le traitement le mieux dirigé en apparence, et comment on peut réussir en mettant en usage les moyens que réclament les affections favorisées par la constitution épidémique. Lorsque cet état est très défavorable, lorsqu'il règne une épidémie très-meurtrière, ou lorsque le malade se trouve dans une habitation mal-saine, dans un hôpital mal disposé et insalubre, il faut, s'il n'y a pas urgence, renvoyer les traitemens importans, les opérations en particulier, à une époque plus favorable. Le chirurgien doit étudier avec soin la région dans laquelle il veut exercer ; car le climat et les coutumes d'un pays, ont la plus grande influence sur les maladies et sur leur cure.

§. XXXII. Quoique les circonstances (§. XXXI ) soient susceptibles d'apporter de grands changemens dans les traitemens, la maladie elle-même est cependant le point principal d'après lequel on doit se diriger. Celui-là seul pratiquera avec succès, qui, avec une connoissance exacte et l'emploi bien dirigé de ses moyens, (§. xxx) connoîtra parfaitement la maladie qu'il a à traiter, ses causes prédisposantes et occasionnelles ; saura déterminer avec certitude ce qui est vraiment étranger au corps, et doit par conséquent être éloigné ou rappelé à son premier état, pour que le rétablissement puisse avoir lieu.

§. XXXIII. Les traitemens souffrent plusieurs divisions, et ont reçu différentes dénominations. Nous nous occuperons ici,

1°. Du traitement *complet* et de l'*incomplet*. A l'aide du premier, la maladie est entièrement enlevée, et l'état de santé rétabli dans toute sa perfection. Après l'autre, au contraire, il reste des traces plus ou moins sensibles de l'affection, et qui sont dues, tantôt à l'impéritie de celui qui traite, tantôt aux erreurs commises par les malades, ou à d'autres causes accidentelles, et d'autres fois à l'insuffisance réelle de l'art. Si la guérison imparfaite a d'autant plus de prix qu'elle se rapproche davantage de la parfaite, on ne doit pas moins s'estimer heureux, dans quelques circonstances, de procurer un léger soulagement, et souvent même de ne faire que borner les progrès du mal. Après tout, dès que l'on a fait ce qu'il falloit, l'on n'a rien à se reprocher.

2°. Du traitement *radical* et de l'*apparent* ou *cure palliative*. La cure radicale éloigne tout ce qui est étranger au corps, et donne lieu à la maladie et à tous ses phénomènes : la cure palliative ne fait que calmer, suspendre ou masquer ces phénomènes, mais leur cause subsistant, la maladie reparoît tôt ou tard.

3°. Du traitement *prophylactique* et de celui de *convalescence*. Ce dernier sert à écarter tous les vestiges d'une maladie complètement et radicalement guérie : on croit avec l'autre pouvoir prévenir les affections qui ne se sont pas encore développées ; mais comme il est difficile de prévoir ce qui surviendra à un individu bien portant, on ne se sert guères des moyens prophylactiques que pour prévenir des accidens plus graves. C'est ainsi que l'on emploie des remèdes contre la pléthore avant qu'elle ait donné lieu au développement de symptômes fâcheux.

4°. Les expressions de *traitemens* par bain, par électricité, &c. se conçoivent facilement d'elles-mêmes.

§. xxxiv. Malgré que nous n'ayions intention dans chaque traitement que d'apporter des changemens salutaires, nous déterminons quelquefois un nouvel état morbifique, tantôt inséparable du traitement et d'autres fois accidentel. La plupart des moyens chirurgicaux, même les moins actifs, produisent dans l'économie animale des phénomènes qui ne sont nullement naturels ; c'est ainsi que l'application d'un vésicatoire détermine à la peau un sentiment d'ardeur, de la douleur, de la rougeur ; qu'un séton, un ulcère artificiel, l'application de la main, et plus encore, l'emploi des instrumens, produisent diverses incommodités. Il est donc bien essentiel de s'assurer dans quels rapports se trouve le moyen à employer, tant avec l'affection, qu'avec les autres circonstances qui environnent le malade (§.xxxi). Si la nouvelle imperfection doit être moindre, et si, en supposant qu'elle soit égale et même supérieure, elle peut dans la suite être facilement et promptement dissipée, soit par les secours de la nature, soit par ceux de l'art, le traitement ne mérite que des applaudissemens : il en seroit tout autrement si cette imperfection devoit être aussi incommode ou plus grave que le mal que l'on veut combattre, et si d'ailleurs elle étoit d'une guérison difficile ou impossible ; le premier cas annonceroit de la témérité, mais le second seroit impardonnable et contre la conscience. Quoi qu'il en soit, il ne faudroit cependant pas dans un cas grave et opiniâtre, rejeter un traitement héroïque par rapport à des accidens apparens et à des incommodités, grandes à la vérité, mais passagères, qui pourroient en être la suite.

Les maux purement accidentels qui se manifestent pendant un traitement peuvent dépendre du malade, de ses gardes, des assistans, du pharmacien ou des procédés mis en usage. Le chirurgien ne doit rien négliger pour prévenir les uns et doit tout faire pour éviter les autres. 1°. En mettant de la clarté et de la précision dans ses ordonnances ; 2°. en se rendant intelligible aux malades et aux assistans ; 3°. en veillant à ce que les remèdes prescrits aient les qualités requises ; 4°. en éloignant de son malade tout ce qui pourroit avoir une influence nuisible sur la cure. Il devra de plus être circonspect et sévère dans le choix de ses moyens, adopter les meilleurs procédés manuels, et avoir recours dans tous les cas aux instrumens les plus appropriés, aux bandages les plus méthodiques et les plus solides ; il doit avoir soin de ne point

répandre par ses instrumens, de virus délétères, &c. &c. Que de choses sont confiées à sa
prudence !

§. xxxv. La célérité avec laquelle se conduit
et s'achève une cure, lui donne un prix particulier, en supposant toutefois que les autres
conditions favorables s'y réunissent. Cette proposition est sur - tout applicable aux méthodes
curatives fort douloureuses, et aux opérations en
particulier : l'habileté, dans le dernier cas, est
principalement ce qui distingue le bon chirurgien ; mais elle ne s'acquiert, malgré les meilleures dispositions, que par un exercice fréquent
et une constante présence d'esprit. Les maladies
sont du nombre des chagrins les plus cuisans, et
malheur à celui qui, par intérêt ou par insou-
ciance, prolonge une cure douloureuse ! il s'expose aux reproches les plus amers de la conscience, et court les risques de tomber dans l'avi-
lissement et de perdre sa réputation. Ne nous
le dissimulons pas cependant, il est une infinité
d'affections dont nous ne pouvons abréger la
durée et dans lesquelles nous devons tout attendre de la nature.

§. xxxvi. Chacune des méthodes curatives,
(§. xxvii) est spécialement appropriée à une
certaine forme de l'état contre-nature, les *humectans* à la sécheresse, les astringens au relâ-

chement, les ulcères artificiels, aux vices causés par la dépravation des humeurs, &c. ; c'est ce que l'on nomme *détermination essentielle* de ces méthodes. Ces moyens peuvent encore devenir avantageux d'une manière secondaire : c'est ainsi qu'en humectant, on peut envelopper et atténuer des matières âcres, résoudre des engorgemens ; qu'en resserrant on peut décider la résorption des fluides épanchés ; qu'en ouvrant des ulcères artificiels, on détermine quelquefois une irritation , une révulsion , une dérivation, &c. : ce sont ces dernières manières d'agir, que l'on désigne sous le nom de *détermination accidentelle* ou *secondaire*. On voit facilement, d'après cela, qu'il est souvent utile d'employer une méthode curative uniquement à cause de ses effets secondaires ; mais alors il ne faut point perdre de vue l'influence que peut avoir la détermination essentielle. Il en est de même lorsque l'on emploie une méthode par rapport à sa détermination essentielle, il faut veiller à ce que les effets secondaires ne deviennent point nuisibles. Ainsi, quand il s'agit de procurer la résolution de quelque engorgement, il ne suffit pas seulement de savoir que les résolutifs sont indiqués, il faut encore prévoir si l'usage de ces moyens ne donnera pas lieu au développement d'une acrimonie nuisible, ou s'il n'amènera pas la destruction d'un organe essentiel. Parmi ces suites fâcheuses, il en est que l'on peut prévenir ou modérer, il en est d'autres aussi qui sont au-dessus de toutes nos ressources.

§. XXXVII. Les méthodes curatives sont *sûres* ou *douteuses* : on dit qu'elles sont sûres, lorsque l'on peut pronostiquer, avec autant de certitude que les probabilités humaines en sont suscep-tibles, qu'elles conduiront au but espéré et qu'elles ne causeront pas de plus grands ravages que le mal à combattre : ce qui suppose toujours une connoissance exacte des causes et de tout ce qui a rapport à la maladie, ainsi que des moyens qu'elle requiert. On peut avancer, par exemple, que le rapprochement convenable des lèvres d'une plaie simple et récente, sera suivi de la réunion immédiate. Elles sont douteuses, au contraire, lorsqu'on en ignore l'issue, et c'est ce qui a lieu toutes les fois que l'on ne connoît qu'imparfaitement la maladie ou les moyens qui lui conviennent, ou lorsque la pre-mière est tellement compliquée, que tous les se-cours qu'on pourroit y apporter, peuvent deve-nir nuisibles ; le succès en effet est incertain, lorsqu'on ampute un membre chez un individu foible et dont les humeurs sont dépravées. Dans tous les cas, il faut avoir recours aux méthodes les moins douteuses : ainsi , supposons une personne prête à suffoquer par un obstacle situé dans le larynx, il n'y a pas de doute que l'on ne doive alors pratiquer la trachéotomie, parce qu'il est plus probable de sauver le malade de cette manière, qu'en cherchant à écarter l'obstacle par des efforts longs et infructueux.

§. xxxviii. Les motifs qui déterminent pour l'emploi d'une méthode curative douteuse, nécessitent souvent l'usage de moyens incertains: il est des affections graves et opiniâtres, que l'on ne peut guérir que par l'application hardie d'un moyen extrême. Tout ici doit être abandonné à la prudence du chirurgien, lequel aura d'autant plus de mérite, qu'il aura fait, avec discernement et succès, usage d'une méthode curative plus douteuse.

§. xxxix. La sévérité dans le régime, l'administration des médicamens, et plus encore l'emploi des instrumens, des bandages, &c. répandent sur presque tous les traitemens, des désagrémens et de la répugnance qui ajoutent aux souffrances des malades. Il est du devoir du praticien philanthrope de parer autant que possible à ces inconvéniens, en ne restreignant pas sans nécessité les habitudes et les penchans favoris de ses malades, en ne prescrivant pas inutilement des choses rebutantes et des remèdes sous des formes dégoûtantes, en n'en venant aux opérations, que lorsqu'il ne peut espérer d'obtenir la guérison par une voie plus douce, en ne se servant que des instrumens les plus simples, les plus convenables, en éloignant de lui l'étalage des grands appareils, et en n'avilissant pas un art qui ne tend qu'au bonheur de celui qui l'invoque, par la pratique de ceux de la basse classe de son état, qui se font une gloire de se servir de tout ce qui peut suggérer de la crainte, de l'horreur et des souffrances aux malades. En se comportant ainsi, on tranquillise ; et qui ignore la puissante influence du calme de l'ame, sur la terminaison heureuse des maladies? On se tromperoit néanmoins d'une manière grossière, si l'on croyoit qu'il fût toujours possible de changer un traitement en quelque chose d'agréable : bien plus, il ne faut jamais que les agrémens que l'on peut apporter dans cette circonstance, soient aux dépens des autres conditions favorables à la cure.

§. XL. Une méthode curative a d'autant plus de prix qu'elle est plus simple, c'est-à-dire que les changemens qu'elle doit apporter sont moindres, que les moyens employés sont en plus petit nombre, qu'ils sont plus simples et moins variés. Un procédé compliqué offre de grands inconvéniens ; car en employant simultanément plusieurs moyens, on anéantit souvent l'effet des uns et des autres, l'issue en devient douteuse et le chirurgien ne sait à quoi attribuer les chan-gemens survenus : d'ailleurs, l'observance de tant de prescriptions, devient fatigante pour le malade, &c. &c.

§. XLI. L'économie doit nous faire pré-férer les méthodes curatives simples, et nous faire rejeter les remèdes exotiques chers, que l'on peut remplacer par d'indigènes de plus bas prix. Pourquoi, par exemple, vouloir prodi-guer le quinquina pour l'usage extérieur, tan-dis que l'écorce de chêne possède les mêmes pro-priétés ?

§. XLII. Un troisième avantage des méthodes curatives simples, c'est qu'elles sont plus faciles à diriger. Moins il y a de procédés exigés, plus ceux-ci sont simples, faciles et naturels ; moins la position du malade est gênante ; moins le nombre des instrumens est grand, moins ces instrumens sont compliquées, plus leur ma-niement est aisé ; moins le traitement subsé-quent est composé, et plus aussi les circons-tances seront favorables pour le malade et pour l'opérateur. Combien la chirurgie ne s'est-elle pas simplifiée depuis les PARÉ, les SCULTET !

§. XLIII. Le chirurgien, loin de changer sou-

vent de remèdes, doit faire un usage constant
de ceux qui sont les mieux indiqués, lors
même qu'ils ne produiroient pas de suite les
effets attendus. La nature agit quelquefois lentement, et toute contrainte lui répugne; d'ailleurs, outre la dépense qu'occasionne la conduite contraire, elle porte les malades à croire
que nous ne sommes pas sûrs de ce que nous
faisons. Cette permutation réitérée n'est excusable que dans les maladies dont la marche est
irrégulière : dans toute autre circonstance, il
faut rechercher si l'inactivité de nos moyens ne
tient pas à des causes accidentelles.

*a*. La forme de nos médicamens et la manière
de les employer, sont quelquefois vicieuses. Il est
souvent impossible de se rendre compte pourquoi administré sous telle forme, un médicament manque son effet; pourquoi il agit mieux
en bain dans tel cas, en cataplasme dans tel
autre, en liniment dans un troisième, et ainsi
du reste; pourquoi il doit être employé tantôt
chaud et tantôt froid. La susceptibilité de notre
corps n'est pas non plus toujours la même, et
l'on obtient quelquefois, par une application réitérée, ce que l'on n'avoit pu obtenir par une
plus rare, &c. Pour appliquer les médicamens
externes sur le lieu et dans le temps les plus
convenables, il faut bien connoître l'énergie

des vaisseaux absorbans, le temps durant lequel leur action est plus manifeste, et sur-tout la sympathie qu'ont entre eux les divers organes. Le chirurgien doit, dans tous les cas, se diriger d'après son jugement, et d'après un examen approfondi de ce qui vient d'être exposé. J'ai vu employer pendant long-temps infructueusement contre une affection cutanée, une simple dissolution aqueuse de muriate sur-oxigéné de mercure, tandis que par l'addition d'un blanc d'œuf ou d'une autre substance mucilagineuse, elle produisoit promptement d'heureux effets. Le mercure pénètre mieux la peau le matin, &c.

*b.* Une diète vicieuse, les erreurs du régime, les imprudences commises par le malade ou les assistans, un temps défavorable, et une infinité de choses semblables, peuvent s'opposer à l'action du remède le mieux administré d'ailleurs.

*c.* Une maladie peut être telle de sa nature, qu'elle requière, outre les moyens chirurgicaux, l'administration de médicamens internes; ces derniers doivent alors être prescrits par le médecin, et si les circonstances le permettent, par le chirurgien. La médecine et la chirurgie ne peuvent subsister qu'en se prêtant des secours mutuels.

*d.* Le défaut de succès peut dépendre enfin de l'inertie, de la falsification des remèdes, de l'incurabilité, ou du moins de l'impossibilité d'une guérison parfaite de la maladie, &c. Au reste, telle affection qui résiste à une méthode curative, peut être traitée avec succès par une autre.

§. XLIV. Lorsque l'on entreprend une cure, on doit avoir présent à l'esprit le but qu'on se propose d'atteindre, et que l'on atteindra en effet, si l'affection est susceptible de guérison. Tout ce que l'on fait doit tendre vers ce but; un procédé ne doit point en contrarier un autre, un second moyen ne doif point détruire les effets d'un premier, &c.; mais on manquera souvent ce but, si, sans motifs, on change de médicamens, si l'on en emploie un aujourd'hui et demain un autre.

§. XLV. Malgré son importance et les services signalés qu'elle rend à l'humanité, la chirurgie perd souvent de son crédit; elle devient même l'objet du ridicule et de la plaisanterie, lorsque celui qui l'exerce, s'affiche par un maintien déshonnête, par son immoralité, et par des manières bizarres qui le placent au rang des êtres vils et méprisables. Les chirurgiens doivent donc toujours se présenter avec dignité et avec décence, et ne rien négliger pour garder dans chaque traitement les bienséances qu'exigent le respect dû à leur art, leur propre honneur et la condition des malades.

§. XLVI. Quelque multipliés que soient les moyens chirurgicaux, il en paroît tous les jours de nouveaux ; tous les jours on propose de nouveaux procédés, de nouveaux instrumens, de nouvelles méthodes opératoires, ou du moins l'on donne comme neuves une infinité de choses anciennes tombées dans l'oubli. Quelle devra être la conduite du chirurgien dans ces circonstances ? Si une méthode curative étoit vraiment bonne, il seroit sans contredit absurde de l'abandonner pour recourir à une douteuse, par la seule raison que celle-ci seroit nouvelle. Si la méthode usitée, au contraire, étoit susceptible de perfectionnement, si l'on proposoit de remplacer des moyens douteux ou inefficaces par d'autres évidemment préférables, ou si l'on venoit à découvrir un remède contre un mal jusqu'alors regardé comme incurable, bien loin de rejeter cette nouveauté, il faudroit, tant pour le soulagement des malades que pour l'agrandissement de l'art, y recourir, après avoir eu égard aux considérations suivantes, que l'on peut négliger pour les moyens généralement adoptés.

1°. S'assurer d'où vient cette nouveauté. L'homme instruit, et qui sent la dignité de son art, agit sans bruit; et il ne faut écouter qu'avec circonspection et avec une certaine défiance, celui qui présente sans cesse des découvertes; car souvent alors, la perfidie, l'ambition ou la cupidité y ont beaucoup de part.

2°. Bien étudier la manière d'agir des remèdes ou des instrumens nouveaux, avant de s'en servir; et en effet, lorsque l'on connoît bien les cas où ils sont indiqués, on peut prévoir, et avec beaucoup de certitude, quels seront les résultats de leur application. Pour ce qui regarde la pratique proprement dite, il ne faut jamais se servir que des médicamens et des instrumens approuvés, et bien observer les règles prescrites pour leur emploi.

3°. Essayer sur les cadavres ou sur le manequin, les nouveaux procédés opératoires avant de les mettre en usage. Comme l'exercice et l'adresse mécanique font tout ici, il seroit de la plus haute injustice d'exiger d'un praticien qu'il quittât un procédé auquel il seroit accoutumé pour en prendre au hasard un nouveau, avec lequel, faute d'habitude, il seroit peut-être moins heureux.

4°. Enfin, éviter de tirer des conséquences générales de faits isolés dans lesquels une nouveauté auroit eu de bons ou de mauvais succès. Des observations sans nombre, et des expériences répétées sous différentes circonstances, peuvent seules fournir des règles générales en médecine et en chirurgie.

---

# CHAPITRE IV.

### *Des indications* (indicationes).

§. XLVII. Dès que le chirurgien a pris une connoissance exacte de la maladie à traiter, qu'il a comparé sa violence avec les forces vitales, et qu'il s'est assuré des différentes circonstances (§. XXXI) dans lesquelles se trouve le malade, il porte son jugement sur les changemens qu'il doit opérer pour détruire cette maladie, ou au moins pour la rendre plus supportable ; c'est cette sorte de jugement que l'on nomme *indication*. On appelle *indicant* ( *indicans* ) tout ce qui s'observe dans un malade, les différentes causes de la maladie, la maladie elle-même, ses symptômes, la constitution individuelle, enfin le temps, lorsque certains changemens de l'affection arrivent à des époques déterminées. *L'indiqué* ( *indicatum* ) est ce qui paroît nécessaire au chirurgien, d'après l'ensemble de ces choses pour apporter les changemens convenables. Expliquons-nous par un exemple. Dans la lésion d'un vaisseau sanguin considérable, l'indication est de se rendre maître du sang ; la plaie de ce vaisseau , et plus encore l'hémorrhagie qui peut faire craindre pour la vie, sont l'indicant ; l'indiqué est un tourniquet, ou tout autre moyen propre à exercer une compression suffisante sur le canal ouvert, une substance qui puisse fermer l'ouverture, un styptique, &c. L'indication empirique diffère de la précédente, en ce que son indicant se tire plutôt de la foi que l'on a dans les propriétés du remède, que de l'état de l'invidu malade. Enfin, on nomme *précaution (cautio, cautela)* l'indication qui fait connoître les avantages que peut offrir un traitement, comme d'éviter dans les opérations les gros vaisseaux, les nerfs considérables, de conserver suffisamment des parties saines.

§. XLVIII. Les médecins ont admis, relativement aux indications, plusieurs divisions subtiles dans un sens, mais au fond indispensables, vu l'obscurité de l'indicant dans le traitement interne des maladies. En chirurgie, l'indicant étant presque toujours sensible, ou du moins facile à découvrir, on peut s'en tenir aux considérations suivantes.

§. XLIX. L'indication *urgente ( indicatio urgens )* est celle que l'on tire des maladies qui peuvent avoir des suites funestes, et même causer la mort en très-peu de temps : on peut dire, d'après cela, que son indicant consiste dans les symptômes que les pathologistes appellent *urgens*. L'écoulement du sang par une grosse artère, l'obturation du larynx ou du pharynx, une gangrène dont les progrès ne se bornent pas, constituent des indications urgentes. Ce sont ces indications qui doivent passer les premières. On nomme *expectantes* (*expectativæ*), les indications fondées sur un état morbifique, qui exige que l'on attende de la nature certains changemens. C'est ainsi que l'on doit attendre la formation du pus, celle du cal.

§. L. Lorsque plusieurs circonstances réunies donnent lieu à une même indication, elle prend le nom de coïndication (*coïndicans, coindicantia, consentientia* ). Si à une fracture, par exemple, dans laquelle le membre a été tellement mutilé, que la réunion est devenue impossible, il préexistoit une ankilose fort gênante, et que la gangrène vînt encore compliquer la maladie, ces trois circonstances réunies, seroient une coïndication de l'amputation. Plus il se rencontre d'indications réunies, et plus aussi leur exécution devient importante, et doit passer avant d'autres plus simples, à moins que ces dernières ne soient urgentes.

§. LI. Les circonstances naturelles ou accidentelles qui contrarient une indication, et font
présumer que son exécution sera plus nuisible
qu'utile, ou qui du moins excluent certains
moyens propres à remplir cette indication, sont
des *contre-indicans* ( *repugnantia, prohiben-
tia, contraindicantia* ), et les indications que
l'on en tire, portent le nom de *contre-indications.* Une matière morbifique, déposée par la
nature à la surface du corps où elle décide une
inflammation, est un contre-indicant de l'emploi des répercussifs ; la foiblesse est un contre-
indicant de beaucoup de valeur, qui nous fait
pressentir qu'une opération, d'ailleurs bien indiquée, peut avoir des suites funestes ; dans un
dépôt à la face, la crainte qu'a le malade de conserver une cicatrice difforme, ou l'impossibilité
d'éviter la lésion de quelques parties importantes, comme le canal salivaire, sont des contre-
indicans de l'ouverture par incision ; mais qui
n'excluent pas les autres manières d'ouvrir ce
dépôt. De même qu'il existe des indications urgentes et coïndicantes , de même aussi nous
avons des contre-indications urgentes et coïndicantes ( *correpugnantia*). Il est quelquefois possible d'éloigner les contre-indicans avant de satisfaire aux indications ; c'est ainsi que lorsqu'une opération n'est pas urgente, on peut,

pour prévenir l'inflammation, affoiblir d'avance la partie sur laquelle il faut opérer. Dans d'autres circonstances, on peut en même temps remplir les indications et les contre-indications; c'est ce que l'on fait, lorsque l'on procure la résolution lente d'une inflammation décidée par la présence d'une matière morbifique, en même temps que l'on donne une issue à cette matière. D'autres fois les indications urgentes l'emportent tellement sur les contre-indications, qu'il n'est pas possible de s'arrêter à ces dernières. Dans tous les cas, il faut estimer avec exactitude la valeur des indications et celle des contre-indications, et déterminer, d'après une connoissance approfondie de la maladie et des moyens qu'elle requiert, quelles sont celles des unes ou des autres que l'on doit suivre.

§. LII. Puisque notre principal but, dans tout traitement, est de conserver la vie, en supposant même que l'exercice des fonctions dût rester imparfait et pénible; puisque les forces vitales, chapitre II, nous sont tout alors, et qu'il n'est point en notre pouvoir de les réparer, au moins subitement, lorsqu'elles sont dans un haut degré d'épuisement; puisque enfin nous ne pouvons rien sans elles, les indications prises de ces forces (*indicationes vitales*), *conservatoriæ*) doivent l'emporter sur les autres : ce

précepte est également applicable aux contre-
indications. Il ne faudroit pas craindre, par
exemple, de mutiler le corps, ou d'y occasionner quelques imperfections, si l'on pouvoit
espérer de sauver la vie.

§. LIII. On distingue dans les maladies, 1°. les
causes éloignées qui résident dans le corps ( *se-
minia morborum* ) ou qui agissent sur lui du
dehors (*causæ occasionales* ); 2°. les causes prochaines qui décident la maladie et s'opposent à
sa guérison aussi long-temps qu'elles subsistent
( *causæ therapeuticæ* ); 3°. enfin les accidens ou
symptômes. Ces différens phénomènes sont autant d'indicans, et les indications qu'on en retire ont pris diverses dénominations. A. On appelle prophylactiques (*indicationes preservato-
riæ, prophylacticæ, causales* ), celles qui sont
prises des causes éloignées, ou plutôt de celles qui
n'ont point encore donné lieu au développement
de la maladie ( §. XXXIII 3 ). B. Les indications
tirées des causes prochaines et de la maladie
elle-même, se nomment curatives( *indicationes
primariæ, curatoriæ, therapeuticæ* ): on satisfait à ces indications, lorsque l'on combat la
putridité, lorsque l'on extrait des corps étrangers d'une plaie, d'un ulcère, &c. C. Enfin les
indications palliatives (*indicationes palliativæ,
secundariæ, symptomaticæ* ) sont celles qui se

tirent des symptômes, qu'il est nécessaire de calmer avant de s'occuper de la destruction de la cause ou de la maladie elle-même.

§. LIV. Les indications auxquelles nous nous conformons dans le cours d'un traitement sont, à proprement parler, toutes curatives : en effet, que nous les tirions des forces vitales, des causes éloignées ou des symptômes, nous avons toujours pour but, l'éloignement de quelques causes prochaines. Une seule et même indication peut mériter toutes ces dénominations, quoique sous divers rapports : lorsque l'on arrête une hémorrhagie, on satisfait à une indication prophylactique, en ce que l'on prévient les accidens qui pourroient résulter d'une perte trop considérable de sang ; à une indication vitale, en ce que l'écoulement auroit pu devenir funeste et mortel ; à une indication thérapeutique, puisque si l'on n'arrête l'écoulement du sang, la réunion de la plaie est impossible ; on satisfait enfin à une indication symptomatique, si l'on se rend maître d'une hémorrhagie dans une maladie où elle ne peut être regardée comme l'accident principal. Il suit de ce que nous venons d'exposer, que la même méthode curative ou le même moyen, peut remplir indifféremment toutes ces indications.

§. LV. D'après ce qui a été dit (§. XXXIII. 5) il

est facile de réduire à leur juste valeur, les indications prophylactiques. Quant aux indications symptomatiques, il sembleroit qu'elles fussent de peu d'importance , puisqu'en faisant disparoître la maladie, tous les symptômes cessent. Il n'en est cependant pas toujours ainsi, puisque plusieurs symptômes exigent un traitement particulier et présentent des indications même urgentes. Le chirurgien qui céderoit aux instances d'un malade qui lui demanderoit des remèdes contre chaque symptôme pénible, prouveroit qu'il ne sait pas qu'il n'existe aucune maladie sans quelques incommodités , et qu'il ignore que les efforts de la nature, même lorsqu'ils sont salutaires, se manifestent par des phénomènes et des symptômes souvent fort désagréables. La formation du pus n'est-elle pas précédée d'un sentiment d'ardeur ? Nous observerons à cet égard ;

1°. Qu'un symptôme peut donner naissance à une nouvelle maladie, qui complique celle qui existe ou qui lui survive ; c'est le cas de l'éloigner ou au moins de chercher à le calmer : ainsi il ne faudroit rien négliger pour appaiser une douleur assez vive pour décider l'inflammation, les convulsions, &c., s'il n'étoit pas possible d'en anéantir la cause.

2°. Qu'il est également essentiel de dissiper les

symptômes qui viennent entraver la marche d'une maladie et s'opposer à sa guérison. On sent qu'il seroit difficile de détruire un engorgement du canal intestinal ou des vaisseaux, accompagné d'une constriction ou d'une occlusion spasmodique, sans au préalable avoir remédié au spasme, que l'on doit alors regarder comme symptôme.

3°. Nous ne sommes pas toujours assez heureux pour reconnoître le vrai caractère d'une maladie; nous devons alors nous en tenir à faire la médecine symptomatique. On guérit ou l'on calme souvent des ophthalmies, sans en connoître les causes internes.

4°. Dans les affections incurables et dans celles qu'il seroit dangereux de guérir, il faut autant que possible alléger les symptômes : c'est ainsi que dans un vieil ulcère qu'il est avantageux d'entretenir, il faut calmer les douleurs, corriger la fétidité des matières et prévenir l'accroissement de l'ulcération.

5°. Quelques symptômes urgens réclament des secours si prompts, qu'il faut absolument négliger la maladie qu'ils accompagnent (*).

---

(*) Dans une inflammation de la langue, par exemple, accompagnée d'un gonflement assez considérable de cet organe, pour intercepter tout accès de l'air dans les poumons, il faudroit avant d'entreprendre le traite-

6°. Enfin on observe des symptômes qui sur-vivent à l'affection à laquelle ils appartenoient, pour en constituer une nouvelle ; telle est la tu-meur à la suite de l'inflammation : de semblables accidens exigent nécessairement un traitement particulier.

§. LVI. Il est nécessaire, dans chaque cure, de se représenter les indications et de s'y con-former. Quoique le chirurgien le plus exercé et le plus versé dans son art, paroisse passer im-médiatement de l'examen de la maladie, à l'ap-plication de ses moyens curatifs, il n'agit ce-pendant que d'après des indications, lesquelles à la vérité, sur-tout dans les cas journaliers et de peu d'importance, ne l'occupent pas long-temps. Cette aptitude à juger ne s'acquiert qu'en contractant de bonne heure l'habitude de se re-présenter dans tous les cas indistinctement, des indications raisonnées, de les comparer avec les contre-indications lorsqu'il s'en présente et d'adapter ensuite le traitement. En agissant de la sorte, on parvient à se former une idée claire de l'état du malade et de l'action des remèdes ; on voit ce que l'on a gagné par le traitement,

---

ment de l'inflammation , rendre la liberté à la respira-tion , soit par l'introduction d'une sonde élastique par les narines , soit en pratiquant la trachéotomie.

et ce qui reste à faire pour arriver à la guérison, lorsqu'elle est possible : rien d'ailleurs ne peut plus sûrement prémunir contre une routine aveugle, que de toujours agir d'après des indications.

---

# CHAPITRE V.

### De la méthode humectante ( methodus humectans ).

§. LVII. Nous nous servons de la méthode humectante, soit pour augmenter la partie séreuse de nos humeurs et de nos solides, soit uniquement pour appliquer certains fluides sur une surface interne ou externe. C'est sous ce dernier rapport sur-tout, que le chirurgien se sert des humectans.

§. LVIII. *Indications*. 1°. La sécheresse générale ou partielle du corps, caractérisée par l'aridité de la peau, par un défaut des évacuations séreuses, ou du moins, par une consistance plus grande de l'humeur rejetée, par le desséchement des surfaces naturellement humectées, par une certaine rigidité des fibres, par la difficulté des mouvemens et leur exécution avec douleur et bruit des articulations.

2°. La tension excessive des parties resserrées spasmodiquement.

3°. Un excès de chaleur que l'on reconnoît au tact et en général aux signes de la fièvre et de l'inflammation : les humectans internes sont préférables dans ce cas.

4°. Une irritation produite par des substances âcres.

5°. Lorsque des médicamens , le muriate suroxigéné de mercure, par exemple, agissent seulement ou agissent mieux, sous forme liquide, ou après avoir eu la précaution d'humecter la partie sur laquelle on les applique.

§. LIX. *Contre-indications.* 1°. Une surabondance d'humidité; 2°. la texture lâche, le défaut de tension et de vitalité des fibres , si surtout ces phénomènes sont dus à la putridité ou à une longue macération des parties dans un fluide âcre; 3°. la structure molle et spongieuse des organes ; 4°. un défaut de chaleur et l'inertie des fluides; 5°. enfin, l'idiosyncrasie de certains sujets, qui ne peuvent supporter aucune espèce d'humidité.

§. LX. Les humectans qui font partie de la matière chirurgicale (1) sont :

---

(1) Je me bornerai à indiquer, dans le courant de cet ouvrage, les remèdes, et à déterminer leurs effets d'une

E

*a.* L'eau commune seule ou combinée à d'autres substances, comme aux savons, aux sels, aux mucilages.

*b.* Les eaux minérales sulfureuses, salines et savonneuses, naturelles ou artificielles. Le soufre et les sels rendent ces eaux plus pénétrantes, et la terre savonneuse, comme dans les bains de *Schlang*, dilate, ramollit, assouplit les fibres et enveloppe les âcres.

*c.* Les substances *aquo-mucilagineuses*: telles sont, le suc de coings, les solutions gommeuses, les décoctions de gruau d'avoine, de racines de guimauve, de salep, de graines de lin, le blanc d'œuf. Ces moyens ont une action plus durable, ne se dessèchent pas aussi promptement que les précédens, et favorisent l'absorption des parties aqueuses.

*d.* Les *aquo - mucilagino - onctueux*, parmi lesquels on doit préférer le lait. Ils relâchent les fibres, en même temps qu'ils leur rendent la souplesse et qu'ils émoussent les âcres.

§. LXI. Les humectans s'emploient sous différentes formes. 1°. En *bains de vapeurs*: de cette

---

manière générale. Je suppose leur histoire naturelle, leurs caractères, leurs propriétés, leurs préparations et leurs compositions connues, §. v. c. Si l'on veut avoir de plus grands détails à cet égard, on peut consulter la *pharmacologie* et la *pharmacie* chirurgicales de PLENCK.

manière ils pénétrent avec la plus grande facilité, même les plus petits interstices des solides; 2°. en *bains ordinaires*, généraux ou locaux ; 3°. en *douches* et en *embrocations* ; 4°. en *ablutions*; 5°. en *fomentations*, c'est-à-dire en décoctions, dans lesquelles on trempe de la charpie, de l'éponge, des étoffes de toile ou de laine que l'on applique sur diverses parties : on introduit aussi l'éponge ou la charpie imbibée des mêmes liquides, dans des ouvertures naturelles ou artificielles; dans le dernier cas cependant, on se sert de préférence des injections.

§. LXII. Lorsque ces différens moyens (§. LX) sont sans effets, on peut aider artificiellement leur action. On se sert pour cela:

1°. *De la chaleur :* en même temps qu'elle raréfie le liquide employé, elle dilate les espaces où il doit pénétrer. C'est en raison de ces effets de la chaleur, que les humectans s'emploient toujours chauds, à moins que l'on n'ait en même temps à attendre des avantages secondaires du froid. Les bains ordinaires chauds dans lesquels le malade, communément plongé jusqu'au cou, reste pendant un temps plus ou moins long, sont non-seulement d'excellens humectans, mais ils favorisent encore la transpiration et la sueur, accélèrent la circulation, attirent les humeurs du centre à la circonférence, raréfient la masse

des fluides et occasionnent quelquefois des syncopes chez les personnes sensibles. En raison de
ces effets variés, les bains chauds deviennent
encore utiles dans d'autres méthodes curatives ;
mais il faut avoir la précaution de leur conserver toujours la même température (*), d'en faire
sortir le malade dès qu'il est menacé de syncope ou de foiblesse, et lui défendre de s'exposer de suite au froid. Ces bains doivent être
entièrement interdits : 1°. aux individus pléthoriques , chez lesquels ils pourroient occasionner des congestions sanguines pernicieuses ou des hémorrhagies funestes ; 2°. aux
personnes fort sensibles et irritables, à celles
qui sont disposées à des dépôts de matières nuisibles à la peau , ou qui ont les viscères dans un
mauvais état.

D'après ce que nous venons d'exposer, il est
facile de juger des effets tant salutaires que désa-
vantageux des bains locaux (**) chauds, des pédi-

---

(*) La chaleur de ces bains varie depuis le 21ᵉ jusqu'au
40ᵉ degré du thermomètre de RÉAUMUR, c'est-à-dire,
depuis l'instant où la personne, en y entrant, n'éprouve
pas un sentiment de fraîcheur, jusqu'à celui où la chaleur devient douloureuse, ce qui comprend les bains
*tièdes* et les bains proprement *chauds*.

(**) Les bains locaux ont reçu plusieurs dénominations
à raison des parties qui s'y trouvent plongées. On appelle

luves (*) par exemple. Pour ne parler que d'un des effets qui leur sont particuliers, nous dirons qu'ils privent les autres parties des humeurs qu'elles contiennent, en les attirant vers celles sur lesquelles ils agissent. Les bains de vapeurs généraux ou locaux jouissent des mêmes propriétés que ceux dont il vient d'être question, seulement, leurs effets sont plus marqués, tant à cause de la grande division du moyen humectant, qu'en raison de la plus grande chaleur. C'est particulièrement dans les étuves, construites à la russe, que l'on observe ces effets d'une manière très-marquée : les malades y sont placés dans un appartement rempli de vapeurs

---

*demi-bain* (*semicupium*), celui dans lequel on est jusqu'à l'ombilic ; bain de *fauteuil* ou de *siége* ( *insessus , insessio* ) , celui dans lequel les fesses et les parties génitales seulement, sont plongées ; *pédiluve,* bain de pieds ( *pediluvium*), lorsque les jambes n'y sont que jusqu'au-dessus des mollets.

(*) Dans les cas où les pédiluves sont indiqués , mais où l'état de foiblesse ou d'autres circonstances font craindre la syncope , il est très-avantageux de faire coucher le malade en travers sur son lit, de manière à ce qu'il n'ait que les jambes dehors et pendantes. Cette sage précaution nous étoit souvent recommandée par M. Coze, professeur de clinique interne à l'école de médecine de Strasbourg , et elle nous a toujours réussi.

aqueuses, obtenues en jetant de l'eau sur des pierres incandescentes.

2°. *Des frictions.* Elles favorisent l'introduction des liquides ; mais on ne peut les mettre en usage que sur des surfaces saines : les fomentations faites avec des étoffes de laine, agissent d'une manière analogue. Nous reviendrons dans la suite sur les principaux effets des frictions.

3°. *Des douches.* La force avec laquelle l'eau, dans ce procédé, tombe sur une partie, favorise singulièrement son introduction ; il est souvent nécessaire d'appliquer sur la peau un morceau de drap ou de flanelle, afin d'éviter l'irritation trop violente, qui est quelquefois la suite du contact immédiat du fluide projeté, sur l'organe cutané.

4°. *De l'agitation de la partie malade.* Une agitation même légère peut contribuer à l'absorption des médicamens liquides.

5°. De l'application réitérée, mais non constante des humectans.

6°. Des moyens propres à calmer et à détruire l'état d'irritation et de spasme qui s'opposent à l'imbibition convenable des liquides. Plusieurs humectans possèdent cette propriété.

7°. De la combinaison des humectans avec d'autres substances propres à favoriser leur action. C'est ainsi qu'une décoction d'arnica agit plus facilement sur le sang coagulé et desséché, que l'eau simple; qu'un fluide savonneux est l'humectant par excellence des matières grasses, et que le lait, et plus encore le blanc d'œuf, se mêlent avec beaucoup de facilité au pus, &c.

§. LXIII. L'humectation générale est plus spécialement du ressort du médecin; et quoique celui-ci ne puisse pas toujours se passer des bains, un régime approprié et l'administration des moyens internes, sont cependant le point essentiel de la cure. L'humectation locale au contraire, est plus du domaine de la chirurgie, et elle présente plusieurs régles générales, desquelles on ne doit point s'écarter.

1. Il faut autant que faire se peut, appliquer les humectans sur le lieu même, ou du moins aussi près qu'il est possible, de la partie sur laquelle on veut agir. Dans le cas contraire, on choisira les moyens les plus pénétrans, et on en favorisera l'absorption de la manière indiquée.

2. On ne parvient souvent au but qu'on se propose, qu'après avoir eu la précaution d'attirer les humeurs vers le lieu à humecter ( chapitre xv) et de favoriser les sécrétions qui doivent s'y faire.

E iv

3. On doit veiller à ce que l'endroit sur lequel on veut agir, ne souffre aucune perte d'humeurs, et bien se garder d'absorber celles qui s'y rencontrent.

§. LXIV. Lorsque quelques-unes des circonstances exposées, nécessitent l'emploi externe et local des humectans, on se sert de ces moyens sous les différentes formes prescrites ; mais il est bon d'observer,

*a.* Que l'usage intempestif trop long, ou trop fréquent de ces moyens, relâche la partie sur laquelle ils ont été appliqués, développe sa sensibilité et son irritabilité, et la dispose ainsi à des engorgemens et à des collections humorales. De là la nécessité de recourir aux toniques et aux dessicatifs, pendant ou après le traitement.

*b.* Que la sphère d'activité des liquides employés localement, ne se borne pas toujours à l'endroit de leur application. Les principales causes de ce phénomène sont la sympathie et l'absorption. C'est par la première que nous pouvons nous rendre raison des changemens qui arrivent dans une partie éloignée de celle sur laquelle a été appliqué un remède ; et c'est en vertu de l'absorption, qu'une quantité plus ou moins grande du remède est portée dans nos humeurs, et est mêlée avec elles, ce qu'il ne

faut pas perdre de vue lorsqu'il s'agit d'appliquer à l'extérieur des moyens pourvus de principes malfaisans. On sait, par exemple, que
l'absorption de quelques particules mercurielles
à la suite de l'usage extérieur d'une solution de
muriate mercuriel suroxigéné , produit dans
l'économie tous les effets de ce métal.

§. LXV. Il convient d'humecter les yeux lorsqu'ils sont rouges, douloureux, sensibles à l'impression de la lumière, mais non, lorsqu'ils sont
très-enflammés. On se sert pour cela du lait,
de l'eau simple , ou de substances mucilagineuses, invisquantes et calmantes, en vapeurs,
en ablutions, en fomentations ou en bains locaux, à l'aide de la machine appelée *baignoire
ophthalmique*. Dans le cas où les voies lacrymales seroient tourmentées d'acrimonies, où
elles seroient obstruées par·des matières épaissies et desséchées, ou bien s'il y avoit défaut
des larmes, on injecteroit les mêmes fluides par
les points lacrymaux ou par les narines.

§. LXVI. Lorsque l'intérieur du nez est sec,
enflammé, irrité; lorsqu'il se rencontre dans
cette cavité, du sang, du pus, du mucus endurcis et desséchés, on fait instiller au malade
des vapeurs aqueuses, et on lui prescrit des
injections d'eau tiède, de lait, de liquides mucilagineux, pour, dans le premier cas, rem-

placer l'enduit naturel des narines, et dans le
second, favoriser la sortie des matières qui y
sont contenues.

§. LXVII. L'épaississement du cérumen des
oreilles ; la présence de quelques matières endurcies, dans le conduit auditif externe, dans
l'oreille interne ou dans la trompe d'Eustache ;
l'irritation de ces parties par diverses acrimonies ; l'ouïe aiguë et douloureuse, exigent
l'emploi des humectans. Les vapeurs et les
injections peuvent être portées immédiatement
dans le conduit auditif externe, mais on ne
peut les faire pénétrer dans l'oreille interne,
tant que la membrane du tympan reste dans
son intégrité, à moins qu'il n'en transsude
une petite quantité à travers les pores de
cette membrane. Lorsqu'au contraire l'on
pousse les injections par les cellules béantes de
l'apophyse mastoïde, on parvient directement
dans la cavité du tympan. Au reste, il faut
dans tous ces cas, se servir de moyens très-
doux, et se conduire avec beaucoup de ména-
gemens dans l'opération, afin d'éviter des douleurs inouies aux malades, et de ne point léser
un organe aussi délicat.

§. LXVIII. On doit humecter l'intérieur de la
bouche, et les parties profondes de la gorge,
lorsque ces organes sont privés de leur enduit

naturel et qu'ils sont secs, comme cela s'observe fréquemment dans les cas de chaleur excessive du corps ; lorsque l'ulcération de ces parties, ou une toute autre cause, donnent lieu à l'accumulation de matières âcres ; lorsque la langue et le gosier sont recouverts d'une humeur visqueuse et tenace ; enfin, dans les inflammations de la gorge. On satisfait à ces indications en dirigeant sur les parties souffrantes, les vapeurs des substances dont il a été question, en faisant rincer la bouche, en prescrivant des gargarismes, ou en injectant ces moyens avec assez de force pour les faire parvenir avec plus de facilité et plus profondément dans la gorge.

§. LXIX. Lorsque l'intérieur de la trachée-artère et des bronches est sec et sensible ; lorsque ce canal ou les poumons sont tourmentés d'acrimonies internes ou externes, qui excitent la toux, ou donnent naissance à d'autres accidens ; lorsqu'un mucus tenace, du pus, &c. séjournent dans ces parties, on fait avantageusement respirer un air mêlé de vapeurs aqueuses, soit en exposant le malade à une atmosphère chaude et humide, soit en lui faisant tenir la bouche au-dessus de l'eau en vapeur, ou, mieux encore, à l'aide de la machine de MUDG, ou autres analogues, par le cylindre

desquelles on fait passer les vapeurs des décoctions aquo-mucilagineuses. Mais il ne faut pas
perdre de vue que les poumons étant très-déli-
cats et spongieux, et destinés par la nature à
être des organes excréteurs, nous devons y aller
avec précaution, sur-tout lorsqu'il s'agit des
bains de vapeurs. D'ailleurs ces moyens donnent
lieu à un relâchement considérable des poumons, à des congestions de sang ou d'autres matières, quelquefois nuisibles ; de-là, le développement d'accidens qui l'emportent de beaucoup
sur les avantages qu'on auroit pu obtenir. Les
fomentations humectantes faites sur le thorax,
agissent à peine sur les parties contenues de
cette cavité (*).

§. LXX. Le défaut du mucus intestinal, la
sécheresse et l'endurcissement des excrémens,
et le séjour de ces derniers dans le canal
alimentaire ; l'action des matières stimulantes,
âcres sur les intestins ; la sécheresse, la dureté,
la tension, les spasmes et les engorgemens des
autres viscères abdominaux, et sur-tout l'amas
et la stagnation d'un sang épais, dans les vais-

---

(*) J'ai cependant vu retirer de grands avantages,
dans les affections douloureuses et spasmodiques des poumons, dans l'asthme sur-tout, des embrocations d'huile
camphrée dont on inondoit, en quelque sorte, le thorax.

seaux du système de la veine-porte, &c., réclament l'emploi des délayans en lavemens, ou
seulement en vapeurs, lorsqu'ils ne doivent agir
que sur l'extrémité inférieure du rectum. Ces
lavemens se composent, 1°. d'eau commune
tiède, de lait et de liquides mucilagineux,
lorsque l'on a pour but d'envelopper les acrimonies, de calmer les douleurs, les spasmes, &c. ;
2°. de fluides savonneux, salins, unis à quelques
stimulans, comme les décoctions des plantes
amères, âcres, lorsqu'on veut favoriser la résolution de matières tenaces, stagnantes ; 5°. de
bouillons, s'il s'agissoit en même temps de
nourrir. Pour que ces lavemens procurent les
effets qu'on en attend, il faut qu'ils soient
souvent réitérés et qu'ils soient retenus un
certain temps. Il faut néanmoins observer
qu'ils ne se bornent point à humecter, ils
donnent encore naissance, sur-tout après
leur usage long-temps continué, à une grande
affluence d'humeurs vers les intestins, au relâchement et à la distension insolite de ces
viscères, d'ailleurs une grande partie du liquide est resorbée, et se mêle à nos humeurs. Les fomentations appliquées sur l'abdomen, les demi-bains, &c. agissent évidemment sur les organes intérieurs.

§. LXXI. Les parties génitales, le canal de

l'urèthre, dans l'un et l'autre sexe ; le vagin et
même la matrice, chez la femme, exigent l'emploi des humectans, dans les cas où il se rencontre des matières âcres et irritantes qui les
rendent sensibles et douloureuses, y excitent
des spasmes, des inflammations et des exulcé-
rations. Les moyens curatifs les plus appropriés
dans ces circonstances, sont les fomentations, les
demi-bains et spécialement les injections mucilagineuses, faites avec des seringues particulières.

§. LXXII. Quoique l'humidité par elle-même,
spécialement lorsqu'elle est continuelle, soit très-
contraire à la guérison des plaies simples, il
faut cependant en venir quelquefois à son
application. Cela a sur-tout lieu lorsque ces
plaies sont recouvertes de sang coagulé, ou
d'autres matières étrangères ; lorsqu'elles sont
irritées par des acrimonies internes ou externes ;
lorsque leurs bords sont renversés, secs, tendus
et enflammés. Les humectans s'emploient alors,
ainsi que dans les ulcères, en lotions, en fomentations, et lorsque les plaies sont profondes, en
injections ; mais dès qu'on aura atteint le but
qu'on se proposoit, il faudra entièrement supprimer l'usage de ces moyens.

§. LXXIII. Les ulcères qui nécessitent l'emploi
des humectans, sont ceux qui sont superficiels,
très-sensibles, qui répandent une sérosité âcre et

corrosive et qui sont accompagnés d'un sentiment
d'ardeur; ceux qui sont recouverts de matières tenaces, desséchées et endurcies; ceux dont la surface est aride et très-sensible; ceux enfin, dont le
contour est manifestement enflammé, et les
bords renversés et retirés. Il faudra dans toutes
ces circonstances se servir en même temps .des
moyens internes, propres à combattre la cause
qui entretient ces ulcères. Les humectans sont
au contraire nuisibles dans les ulcères des individus phlegmatiques et plus encore dans
ceux des personnes infiltrées; dans les ulcères
mous, indolens, pâles, bleuâtres, saignant
facilement, et qui tendent à la putridité; dans
les ulcères qui ont leur siége près des os; et
dans ceux qui fournissent un pus tenu, sanguinolent, fétide, abondant et de mauvaise couleur. Au
reste, il faut en général s'abstenir d'abreuver
la surface des ulcères, à moins que ce ne soit
par l'application, sous forme fluide, de médicamens desquels on est en droit d'attendre des
effets salutaires, tels que l'astriction, l'irritation, la cautérisation, &c.; mais sans avoir égard
alors à l'humectation qu'ils opèrent en même
temps.

§. LXXIV. En général, l'on n'obtient que
rarement des avantages de l'usage des humectans, dans les tumeurs et dans les ankyloses,

lorsque ces affections reconnoissent pour cause la présence de quelques matières tenaces, grumelées et endurcies ; car l'eau pénètre et se mêle avec peine à ces matières. Mais quoique l'on soit souvent obligé, dans ces cas, de recourir à d'autres méthodes curatives, on peut cependant encore retirer de grands avantages de celles-ci, si l'on a assez de patience pour favoriser, par l'intermède de la chaleur, des frictions, de l'agitation, &c., l'imbibition des fluides les plus pénétrans, comme les *savoneux* et les *salins*.

# CHAPITRE VI.

*Méthode émolliente, relâchante* ( methodus emolliens).

§. LXXV. A L'AIDE de cette méthode, on diminue la cohésion des solides et la consistance des fluides, en donnant aux premiers, plus de souplesse et d'extensibilité, et aux autres, plus de ténuité et par-là plus de facilité à circuler et à passer par les petits couloirs. De là il est facile de voir que les humectans opèrent souvent du relâchement.

§. LXXVI. *Indications.* Elles se tirent 1°. de la rigidité, de l'inflexibilité, du racornissement

et de la rétraction des fibres, affections qui s'opposent au libre exercice des parties, gênent la
répartition convenable des humeurs, mettent
obstacle à une évacuation quelconque, ou chan-
gent la forme naturelle des organes ; 2°. de la
forte adhésion des parties qui ne doivent point
avoir, ou du moins qui ne doivent avoir qu'une
foible liaison entre elles, soit que les fibres qui
les unissent aient acquis plus de consistance,
ou qu'elles aient perdu de leur souplesse, soit
qu'il se soit formé de nouvelles fibres ; 3°. de la
trop grande résistance qu'offrent les parties solides, lorsque leur division ou leur dissolution
est nécessaire ; dans les bords calleux d'un ulcère par exemple, dans les callosités d'une
fistule ; 4°. de la tension et de la douleur,
principalement lorsqu'elles reconnoissent pour
cause la présence d'une humeur âcre, d'un
corps irritant, sur lesquels réagissent les fibres
distendues ; 5°. de l'adhérence intime avec
nos parties, de quelques matières étrangères
visqueuses et endurcies, comme de la lymphe,
du mucus, du sang, du pus, des excrémens, &c.
6°. des cas où un relâchement préalable peut
augmenter l'énergie d'un remède. C'est ainsi que
l'huile par sa propriété émolliente favorise la péné-
tration de l'ammoniaque dans le liniment volatil.

§. LXXVII. *Contre-indications.* 1°. Lorsque

les fibres ne jouissent que d'un foible degré de
cohésion , qu'elles sont lâches , qu'elles manquent
d'élasticité et ont une grande tendance à la dissolution et à la rupture ; 2°. lorsqu'il y a disposition ou préexistence d'amas, d'engorgemens
séreux ; 3°. lorsque les humeurs sont très-ténues
et à un haut degré de dissolution ; 4°. lorsque
les personnes chez lesquelles ces moyens sont
indiqués , ne peuvent supporter la présence
d'aucun corps gras et huileux sur la peau.

§. LXXVIII. Nous avons indiqué dans le chapitre précédent quand et de quelle manière les
humectans pouvoient opérer du relâchement.
Les bains chauds, et plus encore les bains de
vapeurs , sont des émolliens prompts très-efficaces ; mais leurs effets ne sont point durables,
et les organes qui ont été soumis à leur impression, ne tardent pas à reprendre leur premier
état : il n'en est pas de même des substances
onctueuses et mucilagineuses. En général, l'humectation favorise et accélère l'action des relâchans , c'est pour cette raison que l'on com-
bine souvent ces deux méthodes.

§. LXXIX. Les moyens émolliens dont on se
sert extérieurement sont :

1°. Les différentes parties des plantes douces
et mucilagineuses, les racines, les feuilles et les
fleurs de mauve et de guimauve ; les racines de

consoude ; les fleurs de mélilot, de bouillon blanc, de sureau, de lis, de camomille et de safran ; les semences de lin, de chanvre, de coings, d'herbe aux puces et de fénugrec ; la farine, les figues cuites, &c.

2°. Les plantes analogues, mais pourvues d'une âcreté qui les rend plus pénétrantes et plus résolutives ; tels sont les oignons ordinaires, ceux de scille, ceux de lis blanc, &c. sur-tout quand ils sont légèrement cuits.

3°. Les huiles fixes, celles de lin, d'olives, de navette, d'amandes, de béhen et le beurre de cacao.

4°. Les mêmes huiles dans lesquelles on a fait infuser ou cuire les plantes dont nous avons parlé ci - dessus ( 1°. ) ou d'autres substances analogues.

5°. La cire, la térébenthine, la poix, les résines et différentes gommes-résines.

6°. Le jaune d'œuf durci, l'huile d'œufs et les cérats.

7°. Le lait, la crème et le beurre.

8°. La moëlle tirée des os ; elle doit être mise au rang de nos meilleurs émolliens par la facilité avec laquelle elle pénètre les parties.

9°. Les graisses de blaireau, de chien, de lièvre, de cochon, d'ours, d'anguille et de vipère, ne diffèrent entre elles que par le degré de finesse ; les trois premières ont cependant une âcreté assez remarquable.

10°. Les suifs de bouc, de cerf, de bœuf, &c.

11°. Les huiles empyreumatiques. L'huile fétide de corne de cerf, l'huile de succin, celle de tartre, etc. vu la facilité avec laquelle elles pénétrent, doivent être employées dans les engorgemens opiniâtres. Les sels volatils, comme celui de corne de cerf, et l'acide succinique cristallisé, pénétrés de ces huiles, sont, sous le même rapport, très-avantageux.

12°. Les savons tant communs, tels que ceux d'Alicante, de Venise, &c. qui sont le résultat de la combinaison de la graisse, ou d'une huile fixe, avec un alcali de même nature ; que les savonules qui en diffèrent, en ce que l'on remplace la graisse par l'essence de térébenthine, ou par une autre huile essentielle. On emploie aussi les savons volatils qui se font avec un alcali volatil et une huile essentielle ; le liniment volatil est de ce genre.

13°. Le miel préparé.

14°. Les vapeurs qui s'exhalent des animaux nouvellement tués, et auxquelles on expose les parties affectées de rigidité, sont encore un de nos moyens les plus efficaces.

§. LXXX. La manière d'agir des émolliens

tient singulièrement à la forme sous laquelle ils sont administrés, et aux procédés auxiliaires ( §. LXII ) mis en usage pour en favoriser l'action.

1. Les plantes émollientes et les savons fournissent avec l'eau, ou mieux avec le lait, des décoctions mucilagineuses et émollientes qui s'emploient en fomentations(*fotus emolliens*) en appliquant sur la partie affectée, et en ayant soin de renouveler souvent pour entretenir une chaleur constante, soit des linges pliés en plusieurs doubles, des flanelles ou de la charpie imbibées de ces liquides, soit une vessie que l'on a remplie de ces derniers. Les mêmes moyens servent aussi d'injections.

2. Les cataplasmes ( *cataplasmata* ) se font de la même manière et avec les mêmes substances ; ils ne diffèrent des fomentations qu'en ce qu'ils jouissent d'une plus grande consistance. On leur ajoute quelquefois de la farine, du levain, des jaunes d'œufs, des oignons grillés, du savon, &c. On étend ces matières sur un linge, et on les applique à nu, à un degré de chaleur, qui fasse éprouver aux malades une sensation agréable : pour plus de propreté, on peut les mettre entre deux linges. Les cataplasmes, ceux sur-tout dans lesquels on a fait entrer des oignons, du savon, du miel, du levain,

agissent plus efficacement que les fomentations, tant à cause de l'âcreté particulière dont sont douées ces substances, que parce qu'elles sont susceptibles d'une sorte de fermentation qui semble se communiquer à nos parties. Les fomentations et les cataplasmes émolliens produisent encore d'autres effets. Ils favorisent la suppuration ( chapitre XIII ), ils détruisent l'épiderme à la longue; ils fondent, pour ainsi dire, les fibres situées plus profondément ; ils développent la sensibilité, affoiblissent les fibres, et les rendent incapables de réagir sur les humeurs qui abordent vers le lieu de leur application. On peut , d'après tous ces phénomènes, juger aisément des suites fâcheuses qu'entraîne leur usage trop long-temps continué.

5. Les huiles, les graisses fines, et les savons volatils, s'emploient sous forme de linimens avec lesquels on frotte à l'aide de la main ou d'une flanelle, jusqu'à ce qu'ils soient absorbés, les parties affectées, ou celles qui sont dans leur voisinage. On doit avoir la précaution dans ces circonstances de raser la partie, de l'échauffer ensuite au feu ou au soleil, puis on la frictionne avec assez de ménagement pour ne point enflammer ni excorier la peau. Il est des personnes chez lesquelles les frictions, avec un onguent quelcon-

que, excitent des inflammations ou des éruptions, ce qui oblige à ne plus y revenir sur le même endroit. On se sert aussi des huiles en injections.

4. On emploie de la même manière des onguens faits avec les diverses substances émollientes dont il a été question : on en fait aussi des emplâtres, que l'on a soin de renouveler tous les jours. Les frictions favorisent singulièrement l'action relâchante des onguens. Le degré de mollesse et de souplesse que ces médicamens doivent produire dans les fibres, est davantage en notre pouvoir que celui des fomentations et des cataplasmes, parce que nous pouvons y ajouter des toniques et d'autres ingrédiens : ils sont aussi plus pénétrans, et leur impression est plus durable ; mais nous devons nous abstenir de l'emploi des uns et des autres, dans les cas de vive inflammation et de sensibilité excessive. Les graisses rances possèdent une âcreté qui irrite nos parties, c'est pourquoi on ne doit point s'en servir pour la composition des onguens. Lorsque ces derniers restent trop long-temps appliqués, ils rancissent, et ont l'inconvénient que nous reprochons aux graisses rances.

5. Les emplâtres émolliens ont pour base la cire, la térébenthine, les savons, les gommes-

résines, &c. Ils agissent de la même manière que les onguens ; mais plus lentement et plus superficiellement. On ne doit les appliquer que sur des petites surfaces, et jamais sur les parties très-enflammées et fort sensibles , vu qu'ils s'opposent entièrement à l'absorption et à la perspiration , qu'ils salissent la peau , détruisent l'épiderme, et que bien des individus ne peuvent en soutenir l'usage. On peut se passer de la plus grande partie des emplâtres préconisés par les anciens.

§. LXXXI. D'après ce que nous avons dit des émolliens , il est facile de tirer des conséquences pratiques relatives à leur emploi dans quelques cas déterminés.

*a.* On ne doit jamais s'en servir, sur-tout sous forme d'onguens et d'emplâtres dans le traitement des inflammations qui peuvent et doivent se terminer par la *résolution ;* car en supposant qu'ils n'empêchassent pas cette terminaison, et qu'ils ne favorisassent pas la suppuration, ils décideroient du moins un gonflement œdémateux consécutif, difficile à dissiper : il y a cependant une exception à faire à cette règle, en faveur du paraphymosis avec inflammation ; mais dans ce cas même, on doit rejeter les émolliens aussi-tôt qu'ils ont produit un relâchement assez considérable pour permettre de ramener le prépuce à sa position naturelle.

*b.* Les inflammations qui tendent à la suppuration, ainsi que les abcès déjà formés, réclament l'usage des émolliens ( du nombre desquels il faut exclure les huiles et les graisses ), jusqu'à ce que le pus ait une libre issue, et que les duretés des alentours aient disparu. Mais le trop long usage de ces moyens, ainsi que l'application des huiles, des onguens, des emplâtres, &c. peuvent faire dégénérer un abcès de bonne nature, en un ulcère de mauvais caractère et très-difficile à guérir.

*c.* Il n'est aucun cas dans lequel on puisse faire un abus plus condamnable des émolliens, que dans les ulcères, et quoique dans ces cas l'indication des moyens, dont il est question, soit excessivement bornée, on ne voit que trop souvent traiter tous les ulcères indistinctement avec des onguens ou des emplâtres. Les seuls cas qui nécessitent l'emploi des émolliens, sont les suivans ; 1°. lorsque les ulcères sont très-douloureux, enflammés et arides, qu'ils répandent une humeur âcre et corrosive : on se sert alors de préférence des cataplasmes et des fomentations ; 2°. lorsqu'à la suite de l'application des caustiques, leur surface est recouverte d'impuretés qui se détachent difficilement : dans ces cas les substances émollientes, les graisses même, sont très - avantageuses pour favoriser cette

chute; 3°. enfin, lorsqu'à l'aide des émolliens on
pe t espérer le ramollissement et la fonte des
bords durs et calleux des ulcères. Mais dans
toutes ces circonstances, il faut en suspendre
l'usage dès que l'indication est remplie, autrement la surface des ulcères devient molle et
spongieuse; ces solutions de continuité fournissent un pus abondant et de mauvaise qualité,
leurs bords s'œdématient, &c.

*d.* On peut par une application soutenue des
émolliens les plus efficaces, et par les frictions,
parvenir à ramollir et à fondre ( chapitre XVI )
les indurations, les excroissances et la rigidité
qui succèdent aux inflammations, ainsi que
beaucoup de tumeurs froides endurcies.

*e.* Les tumeurs aqueuses contre-indiquent
évidemment l'emploi des émolliens, qui, en relâchant de plus en plus les fibres, favoriseroient
l'accumulation des fluides. Ces moyens, et spécialement les frictions huileuses seroient néanmoins indiqués, si les matières épanchées étoient
douées d'un principe âcre qui irritât les absorbans au point d'en crisper l'orifice, et de s'opposer à leurs fonctions, ou si une forte tension
ou un spasme violent de ces vaisseaux, mettoit
obstacle à l'absorption (*). Il existe aussi quel-

---

(*) C'est dans ces circonstances, moins rares peut-

ques engorgemens qui peuvent gêner la circulation lymphatique, et que l'on peut combattre par les émolliens. L'absorption trop énergique des vapeurs aqueuses de l'atmosphère, ne seroit-elle pas la cause de certaines hydropisies (*) ? et dans cette supposition ne pourroit-

---

être qu'on pourroit se l'imaginer, que les bains chauds, regardés par le vulgaire, comme des moyens funestes, dans l'hydropisie, sont si avantageux. Le professeur TOURTELLE, dont le souvenir me sera toujours cher, en offre l'exemple suivant.

« Un enfant de douze à treize ans étoit devenu tout-à-
» coup hydropique par l'effet d'une frayeur, qui, en frap-
» pant spasmodiquement l'organe extérieur, avoit retenu
» l'humeur perspirable dans le tissu cellulaire : je le fis
» plonger dans le bain ( tiède ), et lui prescrivis quelques
» infusions diapnoïques ; il sua beaucoup, et guérit dans
» l'espace de vingt-quatre heures ». *Élémens de Médecine Théorique et Pratique*, tome 3, page 173.

(*) Le passage suivant vient à l'appui de cette opinion...
« Lorsqu'au contraire c'est la force concentrique qui
» prévaut, la peau n'excrète pas, ou que bien foible-
» ment ; mais elle attire et absorbe les fluides aériformes
» répandus dans l'atmosphère et autour d'elle ». TOUR-
TELLE, *Élémens d'Hygiène*, seconde édition, tome 1,
page 43. L'auteur que nous citons, dit ailleurs, en trai-
tant de l'hydropisie : « l'humidité répandue dans l'at-
» mosphère, peut aussi l'occasionner ( l'hydropisie ),
» ou du moins en favoriser les progrès ». *Élémens de Médecine*, &c. tome 3, page 157.

on pas y remédier en enduisant la peau avec des corps gras ?

*f.* Les onguens et les emplâtres sont toujours nuisibles dans le traitement des plaies récentes simples ; souvent même, ils les font dégénérer en ulcères difficiles à guérir. Mais lorsque les parties ont été incomplétement divisées, qu'il y a beaucoup de tension, ou lorsque les lèvres de la plaie sont très-écartées, un court usage des fomentations ou des cataplasmes émolliens devient très avantageux : ces moyens peuvent encore favoriser la sortie des corps étrangers.

*g.* Les relâchans âcres, tels que les oignons, le miel, les graisses de lièvre et de vipère, exercent sur les parties avec lesquelles ils sont mis en contact, une irritation constante, et agissent presque à la manière des corrosifs : ils amènent quelquefois la résolution des indurations, et font tomber les verrues ; la graisse de vipère peut aussi détruire les taies des yeux. La qualité irritante de ces substances les rend d'excellens maturatifs et résolutifs.

Il ne sera pas difficile de faire l'application, de ce que nous avons dit des émolliens, à leur emploi sur quelques organes particuliers, comme les yeux, la gorge. Les lavemens émolliens conviennent dans les douleurs et les spasmes des intestins et des autres viscères du bas-ventre,

ainsi que dans les cas d'endurcissemens des matières fécales : on se sert alors de préférence,
des décoctions émollientes, du lait, du miel,
des huiles, &c.

---

# CHAPITRE VII.

*Méthode dessicative* (Methodus exsiccans ).

§. LXXXII. CETTE méthode opposée à l'humectante, s'emploie lorsqu'il s'agit 1°. de diminuer
la surabondance des humeurs séreuses et autres ;
2°. de donner plus de consistance aux fluides :
on l'appelle quelquefois dans ce cas, *méthode
épaississante ( methodus incrassans , ins-
pissans ) ;* 3°. de dessécher les solides et de les
débarrasser des humeurs accumulées à leur surface ou dans leurs interstices. On peut parvenir
à ce but de différentes manières, en général
cependant le point essentiel consiste à détruire
le mal à sa source, par l'emploi bien raisonné
des médicamens internes et par un régime approprié. Les astringens, les toniques, les révulsifs, certains évacuans, remplissent parfaitement ces indications. Il sera question dans la
suite de ces divers moyens, nous nous bornerons ici à parler des desséchans proprement
dits, ou qui agissent d'une manière directe.

§. LXXXIII. *Indications*. 1°. Les lésions des vaisseaux lymphatiques ou de quelques conduits excréteurs des glandes, accompagnées d'un écoulement constant d'humeurs, qui s'opposent à la guérison d'une plaie; 2°. la trop grande ténuité du pus fourni par les ulcères cutanés superficiels et autres; 3°. l'exhalation trop abondante de la sérosité dans les parties naturellement humectées; 4°. en général, une suppuration trop copieuse des ulcères, dont la surface est molle et spongieuse, et dont les bords sont œdématiés; 5°. la collection et l'infiltration sous la peau, d'une humeur aqueuse, les œdèmes, &c. Ces diverses circonstances, bien loin d'exclure l'usage des autres moyens ( §. LXXXII ), le requièrent, et même sans ces derniers les desséchans proprement dits ne sont que des remèdes palliatifs.

§. LXXXIV. *Contre-indications*. Elles existent; 1°. dans tous les cas qui réclament l'usage des humectans et des émolliens; 2°. les dessicatifs ne doivent être employés qu'avec beaucoup de circonspection, dans les évacuations séreuses auxquelles la nature s'est habituée.

§. LXXXV. Les divers moyens de cette classe sont :

1. L'application souvent réitérée d'un appareil sec et propre à se charger d'une grande quantité

de fluides ; telle est la charpie râpée, fine et sèche, ainsi que l'éponge, avec lesquelles on recouvre et on remplit les ulcères très-abreuvés d'humidité. Ces moyens seuls suffisent souvent pour atteindre le but qu'on se propose, sur-tout lorsque le bandage est appliqué de manière à ce qu'une légère compression ( §. XCII ) s'oppose à un nouvel afflux des humeurs.

2. La chaleur employée de différentes manières : elle ne doit pas être aussi constante, mais plus forte que lorsqu'il s'agit d'humecter ou de relâcher. On recouvre de sable, de sel, de cendres sèches, et chaudes; on approche d'un morceau de bois échauffé, d'une pierre chaude, renfermée dans un morceau de drap; ou bien on expose à la simple ardeur du soleil, les parties œdématiées, enflées : on peut favoriser l'action de ces moyens, à l'aide des frictions, des brosses, &c. On pourra revenir sur l'usage des mêmes moyens, si la peau se détend et s'humecte, si elle se couvre de gouttelettes, et si, ce qui est essentiel, le gonflement diminue : dans le cas contraire, c'est-à-dire si la peau étoit affectée d'acrimonies rongeantes, si elle devenoit aride, rugueuse, et si le gonflement restoit au même point, il faudroit agir d'une manière opposée.

Il existe trois procédés pour dessécher les

ulcères à l'aide de la chaleur. L'application d'un appareil chaud et sur-tout d'une flanelle ; le charbon en ignition, et l'insolation au moyen du verre ardent. Lorsqu'on se sert du charbon ardent, on l'approche plusieurs fois dans la journée, l'espace d'un quart-d'heure, assez près de l'ulcère pour que le blessé éprouve une chaleur sensible, mais non douloureuse (*). Avec le verre ardent, on rassemble les rayons solaires et on les fait tomber sur l'ulcère ( en observant, à l'égard du degré de chaleur, ce qui vient d'en être dit ) ; on agite le verre en différens sens, afin de distribuer également la chaleur sur tous les points de la surface affectée. Il est inutile d'observer que dans tous ces procédés, le malade doit habiter un appartement sec.

5. La cautérisation proprement dite, à l'aide d'un fer rouge, ou des rayons solaires très-concentrés par un verre ardent. On se sert en particulier du premier, pour satisfaire à l'indication que présente le n°. 1 (§. LXXXIII), pour dessécher les os spongieux, cariés, et accélérer leur exfoliation. Il pourroit, sans contredit, encore être fort avantageux, ainsi que le

---

(*) On peut également se servir du fer rouge : dans l'un et l'autre cas, c'est ce qu'on nomme *cautère objectif*.

verre ardent, dans les ulcères mous, spongieux et d'un mauvais caractère.

4. Les terres, les oxides et les sels secs et finement pulvérisés : le carbonate calcaire, la terre bolaire, la terre sigillée, les os calcinés, la tuthie, l'acétite de plomb, l'oxide de plomb blanc, par l'acide acéteux, l'oxide de plomb rouge, l'oxide de plomb demi-vitreux, l'oxide de zinc sublimé, le sulfate de fer, l'oxide de fer, l'oxide blanc de zinc sublimé, le sulfate d'alumine calciné, &c. Outre leur propriété absorbante, les oxides et les sels métalliques possèdent les uns, des qualités astringentes, les autres, une acrimonie considérable. Cette dernière propriété est, en particulier, dans les préparations du plomb, un poison pour l'homme ; absorbées à l'intérieur, les particules de ce métal portent sur les nerfs un principe délétère, et quelquefois deviennent un poison très-violent. C'est pour cette raison que l'on ne doit jamais employer les préparations de plomb sur une surface étendue.

5. Les substances végétales, terreuses et résineuses en poudre ; les racines et les écorces sèches pulvérisées, la racine de tormentille, l'écorce de chêne, par exemple ; le sang-dragon, la gomme-lacque, le mastic, la myrrhe, le camphre, la poudre de lycopode, la farine, &c. On se sert communément de ces

moyens, ainsi que de ceux n° 4, pour en saupoudrer les surfaces que l'on a intention de dessécher; mais il faut veiller à ce qu'ils ne salissent pas trop et à ce qu'ils n'engendrent pas une croûte irritante, sous laquelle se ramassent de nouvelles humeurs. On porte aussi ces médicamens, mêlés ou dissous dans des fluides aquo-mucilagineux, l'eau de chaux et l'acétite de plomb étendu d'eau, par exemple, sur les organes très-sensibles, tels que les yeux, ou bien on les injecte, comme dans l'urèthre: on introduit encore des bougies dessicatives dans ce canal. Les liquides affoiblissent naturellement l'action de ces moyens, aussi la plupart des eaux auxquelles on donne le nom de *dessicatives*, agissent-elles moins sous ce rapport, qu'en raison de leur propriété astringente. Les onguens et les emplâtres composés de substances desséchantes et émollientes, s'éloignent encore plus du but qu'on se propose; car, à proprement parler, ils ne sont point dessicatifs, et s'ils agissent, c'est en vertu d'autres propriétés.

6. Différentes substances qui par leur contact immédiat épaississent la matière que fournissent les ulcères. De ce nombre sont le muriate suroxigéné de mercure, et les autres sels mercuriels, la potasse ou soude concrète, le nitrate d'argent fondu, et, dans certains cas, l'arsenic.

On fait usage de ces substances en ablutions, en bains et fomentations, en dissolutions aqueuses ou spiritueuses très-étendues et adoucies par les mucilagineux. C'est ainsi qu'une solution de muriate suroxigéné de mercure, condense les matières fournies par les ulcères cutanés, dessèche ces derniers et favorise leur guérison ; que l'arsenic procure un pus plus louable et moins abondant dans les ulcères fongueux, cancéreux, de mauvaise nature, &c. &c.

# CHAPITRE VIII.

*Méthode astringente et tonique* ( methodus adstringens et roborans ).

§. LXXXVI. PAR cette méthode, nous déterminons le rapprochement , non-seulement des molécules élémentaires des fibres simples , mais encore celui des fibres entre elles : nous augmentons la contractilité et le ressort des solides , et nous favorisons la réaction de ces derniers sur les fluides. De cette manière et en raison de l'action immédiate des astringens sur les fluides, ceux-ci acquièrent un nouveau degré de consistance. L'observation ayant constamment dé...

montré, d'un côté, que l'exercice des forces
vitales étoit en raison directe du degré de com-
pacité de la fibre animale, et d'une autre part,
que les organes doués d'une certaine densité,
résistoient davantage aux impressions, tant externes qu'internes, que ceux qui étoient dans le
relâchement, cette méthode a aussi pris le nom
de méthode *tonique, corroborante :* et sans
contredit elle mérite cette dénomination toutes
les fois que la foiblesse tient au relâchement ;
mais lorsque l'asthénie dépend d'un défaut réel
des forces, sans laxité, la chirurgie n'offre aucun moyen pour y remédier, et nous n'avons
d'autres ressources que d'exciter par les stimulans ( chapitre x ) le principe vital à des efforts
plus vifs et mieux soutenus.

§. LXXXVII. *Indications.* 1º. *Le relâchement.*
Une partie relâchée se ride, perd la faculté
de réagir et se laisse aller où le poids l'entraîne ; elle cède à l'affluence des humeurs.
De là les engorgemens , les épanchemens, les
stases et les tumeurs ; les viscères perdent alors
leur position respective; les organes chargés
d'exécuter des mouvemens ou d'autres fonctions, ne s'en acquittent qu'avec lenteur, imparfaitement ou pas du tout ; les fluides pénétrent et s'échappent avec trop de facilité par
les excréteurs ou à travers leurs réservoirs ,

d'où résultent des épanchemens et des flux ; les plaies et les ulcères ne peuvent admettre la réunion ; leurs bords s'éloignent, leur surface est pâle et d'un mauvais aspect, leur contour est œdémateux, et la suppuration qu'ils fournissent abondante. Enfin, les parties relâchées sont tantôt molles, sensibles et faciles à rompre, d'autres fois elles sont ténaces et peuvent supporter un grand degré d'extension avant que de se déchirer.

2°. *La putréfaction* Nous entrerons dans de plus grands détails à cet égard, en parlant des antiseptiques, dont les astringens font partie.

3°. *La ténuité et l'expansion considérable des fluides :* le peu de consistance du pus, par exemple ; mais alors c'est sur le relâchement qu'agissent primitivement les astringens ; leur action sur les fluides n'est que secondaire.

§. LXXXVIII. *Contre-indications.* 1°. Toutes les fois que les humectans et les émolliens conviennent.

2°. Lorsque les solides et les fluides jouissent d'une consistance suffisante ; dans ce cas les astringens pourroient déterminer la rigidité des premiers et l'épaississement des autres ; il faut cependant avoir égard ici, à l'âge du sujet et à l'espèce d'organe. Il y auroit rigidité, par exemple, des articulations d'un enfant, si les

ligamens avoient la fermeté qu'on leur rencontre
à un âge plus avancé.

5°. L'engorgement opiniâtre des petits vaisseaux par des matières immobiles, ténaces, visqueuses; dans ces cas les astringens ne feroient
qu'augmenter les obstacles. Il y a cependant
quelques exceptions à faire à cette règle : c'est
lorsqu'il s'agit, 1°. de favoriser l'induration,
comme dans les squirrhes qui menacent de dégénérer en cancer, et où il n'y a plus de résolution à attendre ni d'autres remèdes à apporter; 2°. de résoudre des engorgemens récens,
occasionnés par des humeurs encore mobiles.

4°. L'existence de matières morbifiques dans
le corps; car outre que ces remèdes, sur-tout
s'ils agissent sur une grande étendue, s'opposent
à une évacuation critique qui peut-être se pré-
paroit, ils peuvent déterminer la répercussion
de ces matières sur quelques parties essentielles,
et donner ainsi naissance à des accidens terribles,
sans parler des engorgemens qui quelquefois
en résultent, sur-tout lorsque les humeurs
sont épaisses et ténaces.

5°. Les évacuations et les métastases salutaires, provoquées par la nature, ainsi que la
présence de matières morbifiques à la surface
du corps.

6°. La foiblesse ou d'autres dispositions vicieuses d'un organe isolé, sur-tout d'un viscère, et les congestions nuisibles qui en sont souvent la suite.

7°. Le défaut de sang et de fluides en général ; car les vaisseaux qui ne sont pas suffisamment remplis, tendent à se resserrer, et finissent à la longue par s'oblitérer.

§. LXXXIX. Les astringens apportent dans l'économie des changemens bien marqués. Ces moyens sont presque toujours d'un emploi facile, leurs effets sont sûrs ; mais il n'est pas toujours en notre pouvoir de limiter le degré, ni la sphère de leur activité ; ainsi nous voyons quelquefois survenir des changemens dans la circulation générale, par l'application de quelques substances astringentes sur un organe isolé. Nous possédons un grand nombre d'astringens, qui diffèrent essentiellement, tant par l'énergie et la durée de leur action, que par leurs effets secondaires. A cette classe de moyens appartiennent,

1. *Le froid :* il est un de nos astringens les plus héroïques ; mais ses effets sont très-passagers. Les procédés les plus simples de s'en servir, consistent, 1°. à exposer le corps ou quelques-unes de ses parties à l'air froid ; 2°. à faire usage de l'eau commune froide en ablution, en fomentations, en bains locaux ou généraux, dans

lesquels on reste un espace de temps plus ou moins long ; 3°. à verser subitement, inopinément et avec force sur le malade de l'eau froide comme dans les bains de douche , ou à plonger tout-à-coup l'individu dans le même fluide ; 4°. enfin , à appliquer de la neige ou de la glace sur diverses parties. Les derniers procédés sont très-actifs et très-efficaces.

Les astringens doivent en général s'employer sinon très-froids , du moins pas chauds ; car la chaleur détruiroit les effets qu'on doit en attendre (*).

_______________

(*) On ne fait pas assez d'attention aux changemens que peuvent apporter le froid et la chaleur , dans l'action des médicamens. Rien n'est plus commun , que de voir employer *chauds* , les décoctions de quinquina, les cataplasmes aromatiques , &c. dans la gangrène, dans les ulcères et autres affections qui réclament l'usage des astringens et des toniques. Agir de la sorte , c'est non-seulement détruire l'action du moyen indiqué , c'est encore alimenter le mal ; car il est d'observation que quand une substance possède plusieurs propriétés , c'est celle de ces propriétés corrélative à l'état dans lequel se trouve le corps , qui agit. Je crois même que tous les astringens sous forme liquide , amènent fort rarement au but que l'on se propose , à moins que l'on n'ait la précaution de les renouveler souvent, autrement, la chaleur de la partie sur laquelle ils sont appliqués , les rend de vrais émolliens : bien plus, j'ai constamment observé dans les hôpitaux de l'armée , que lorsque dans la gan-

Le bain général froid, détermine d'abord à la peau une sensation analogue à sa température ; l'organe cutané se resserre, présente la *chair de poule*, et le tremblement des membres a lieu. Ces phénomènes disparoissent à mesure que l'on reste plus long-temps dans le bain ; mais la peau éprouve une irritation constante qui

---

grène, on ajoutoit de l'eau à l'eau-de-vie ou au vinaigre camphrés, dont on se servoit pour les pansemens, ces liqueurs s'altéroient promptement, se décomposoient, pour ainsi dire, tant par l'action de la chaleur du corps, que par les vapeurs fournies par l'ulcère, et qu'alors la mortification, lorsqu'elle n'étoit pas encore bornée, faisoit des progrès plus rapides, et que l'odeur qu'exhaloit la partie en mortification, étoit beaucoup plus fétide que quand l'eau-de-vie ou le vinaigre camphrés avoient été employés purs, ou que lorsqu'on avoit pansé à sec. La transparence des liqueurs spiritueuses camphrées se perd par une addition d'eau, et l'on voit surnager de petits flocons qui ne sont rien autre chose que du camphre revivifié, s'il est permis de se servir de cette expression ; dans cet état, le camphre n'adhérant plus que foiblement à son menstrue, la cause la plus légère suffit pour opérer sa précipitation. Que doit-il alors résulter de l'application de ce remède ? Des effets absolument opposés à ceux que l'on en attendoit ; car en affoiblissant ces liqueurs, on a facilité le dégagement de leur principe spiritueux, et on les a ainsi dépouillées des propriétés toniques et stimulantes de l'eau-de-vie et du vinaigre.

fait refouler les humeurs vers le centre; le cœur éprouve une grande résistance de la part du sang, et est obligé d'agir avec plus de force; la respiration est gênée, et la transpiration entièrement supprimée. Au sortir du bain, si l'on a soin de ne pas s'exposer à une atmosphère trop froide, et de se vêtir, une chaleur agréable se répand sur toute la circonférence; la peau reprend ses couleurs, elle se relâche, et le tremblement disparoît. L'irritation a relevé toutes les forces, et notamment celles du cœur; les humeurs, qui peu auparavant opprimoient les organes intérieurs, sont de nouveau poussées vers la circonférence, et distribuées sur tous les points également.

Les bains locaux froids n'ont pas une manière d'agir différente de celle des bains généraux, seulement, leurs effets sont d'autant moins apparens, que la partie qui y est plongée, offre moins de surface; ils disposent aussi les organes tenus chaudement à des congestions de sang : du reste, les changemens qu'ils apportent sont en raison de la température de l'eau employée. Si le bain est modérément froid, s'il agit lentement et constamment, ses effets sont peu apparens, et quelquefois même opposés à ceux auxquels on s'attendoit, c'est-à-dire, qu'il augmente la foiblesse et le relâchement; plus au contraire l'eau, la neige ou la glace sont froides, plus leur impression est subite et inopinée, et plus aussi les résultats sont manifestes.

Lorsque les fibres ont été soustraites à l'action du froid, leur astriction ne tarde pas à disparoître, et l'on ne peut la rendre durable qu'en revenant souvent au même procédé. Il est des cas où l'on doit préférer les fomentations les plus froides, la neige ou la glace, c'est lorsqu'il s'agit d'opérer un resserrement vif et subit, suivi d'un prompt relâchement, comme quand on a à craindre les suites funestes d'une vive inflammation, dans les hernies étranglées, dans les hémorragies par relâchement des vaisseaux, dans différentes espèces de coliques, &c. enfin, les bains froids, souvent réitérés, sont non-seulement très-propres à prévenir le relâchement et les maux qui en sont la suite, ils deviennent encore d'un grand secours dans la foiblesse portée à un haut degré, et dans les maladies qu'elle accompagne.

Ce que nous avons dit ( §. LXXXVIII ) suffit pour nous faire connoître les cas dans lesquels les bains froids peuvent devenir nuisibles, et même mortels. Leurs effets secondaires, méritent d'ailleurs la plus grande attention. Ils produisent une vive irritation qui est suivie d'une secousse générale, de l'augmentation de toutes les forces, et souvent d'un changement subit dans le système nerveux ( phénomène sur lequel est en grande partie fondé l'emploi des bains froids dans la manie et l'hydrophobie). Souvent les personnes sensibles ne peuvent supporter cette irritation, si l'on n'a pas la précaution, lorsque l'eau agit avec une certaine force sur la peau, d'en affoiblir les effets par l'intermède d'une légère couverture.

L'accélération de la circulation, qui peut décider des flux de sang, ou faire reparoître ceux qui étoient suspendus ; le froid que produit le bain ; la suppression de la transpiration, et plus encore, celle de la sueur qui peuvent devenir pernicieuses ; enfin, l'humectation et le nettoiement de la peau, sont autant de circonstances, qui, jointes à l'urgence et à l'importance des indications, doivent déterminer la température de l'eau dont on veut se servir.

2. *Différens fluides chargés de parties astringentes ;* 1°. les eaux minérales ferrugineuses et alumineuses. On se sert de préférence des premières, et on les emploie en bains, absolument de la même manière que l'eau commune ; elles jouissent aussi des mêmes propriétés, à cela près que leurs effets astringens et toniques sont plus marqués et plus durables, ce qui est dû au fer qu'elles

contiennent. Il est bon de remarquer qu'il est absorbé beaucoup de particules martiales. On peut se servir avec un égal succès des eaux minérales artificielles, comme la dissolution de tartrite de fer dans l'eau ; l'eau dans laquelle on a éteint le fer rouge, ou dans laquelle a séjourné la crasse de ce métal ; l'eau à granuler le fer ; 2°. la plupart des dissolutions salines qui produisent un froid artificiel, le nitrate de potasse, le sulfate d'alumine, &c. dans l'eau, ou le mélange des acides avec cette dernière. Les fomentations froides de SCHMUKER, peuvent remplacer tous les autres moyens de ce genre (*).

3. *Les plantes astringentes :* les moins énergiques sont celles vulgairement connues sous la dénomination de *plantes vulnéraires ;* telles sont l'aigremoine, le capillaire, &c. &c. On en

---

(*) Formule des fomentations froides, telle qu'elle se trouve dans l'ouvrage de SCHMUKER ( *Wahrnehmung ausder Wundarzneykunst*, 1<sup>ter</sup> Theil S. 355 ).

℞ Eau commune froide................. ℔xl.

Vinaigre ......................... ℥jv.

Nitre purifié ..................... ℔j.

Muriate d'ammoniaque ............. ℔ß.

Faites dissoudre, et conservez pour l'usage. Il me semble qu'il seroit plus avantageux de ne faire ces fomentations, qu'à l'instant de les appliquer : autrement elles ne doivent plus produire de froid artificiel.

fait des infusions et des décoctions aqueuses
ou spiritueuses, dont on se sert en fomentations
dans les cas qui n'exigent qu'un léger degré
d'astriction. Le brou de noix vertes , les
fleurs et les écorces de grenades , les écorces
de frêne , de marronier d'inde , de saule,
de quinquina, de tamarisc, de chêne, de su-
mach, le tan, les racines de bistorte, de tormentille , la rhubarbe torréfiée , la vesse de loup,
les agarics, les noix de galles , le bois de cam-
pêche, le cachou, le sang – dragon, les gommes *kino* et animé, la myrrhe , sont des astringens plus actifs. Les plus énergiques de
ces moyens sont ceux auxquels on a donné le
nom de *styptiques* ( *styptica , coagulantia* ) :
ils opèrent une crispation forte et subite,
et arrêtent ainsi les hémorrhagies des vaisseaux
d'un calibre peu considérable.

En général on se sert de ces astringens ; 1°. en
poudre que l'on répand sur les plaies, les ulcères, &c. : de cette manière, ils n'ont que
des effets peu marqués, et sont nuisibles sous
plusieurs rapports, c'est pourquoi on les emploie rarement ainsi ; 2°. en infusions et en
décoctions aqueuses ou vineuses ; 3°. en teintures spiritueuses ; les substances résineuses sont
les seules que l'on prépare de cette manière ; 4°. on
fait avec les écorces, les racines, des sachets

qu'on applique, avec la précaution de les tenir constamment humectés d'un fluide astringent, comme le vin rouge.

4. *Les vins acides, austères, astringens,* sur-tout les rouges ( celui de *Pontac* ), mais qui doivent communément leur propriété astringente à d'autres plantes, aux sulfates de fer ou d'alumine.

5. *L'alcohol.* Cette liqueur est d'autant plus astringente qu'elle est plus pure.

6. *Les acides.* On se sert à l'extérieur du vinaigre et de l'acide sulfurique : ce dernier doit être suffisamment affoibli pour ne point corroder les fibres. C'est ici qu'appartient l'eau d'arquebusade de THÉDEN ( *aqua sclopetaria Thedeni* ) (*), que l'on peut rendre plus énergique, en y ajoutant quelques-unes des plantes vulnéraires ( 5 ), ou du fer. Tous ces moyens ( 4—6 ) seuls, ou unis à d'autres substances astringentes, ne sont guère employés qu'en fomentations froides, ainsi que ,

7. L'eau de chaux récente, l'acétite de plomb seul ou étendu d'eau , et d'autres préparations

---

(*) ℞ Vinaigre.

Alcohol rectifié, āā . . . . . . . . . . . . . . . . ℔iij.
Sucre blanc . . . . . . . . . . . . . . . . . . . . ℔j.
Acide sulfurique . . . . . . . . . . . . . . . . . . ℥x.
Mêlez.

de plomb sous forme liquide : de cette manière elles sont plus astringentes que dessicatives.

8. Quelques *matières animales* légèrement astringentes, sur-tout la cochenille, les os de seiches et la gomme lacque; ces substances servent encore en poudres dentifrices, ou en teintures, dans le ramollissement des gencives.

9. *Diverses substances terreuses et salines.* La pierre ponce (*pumex*) s'ajoute quelquefois aux poudres astringentes dentifrices ; le sulfate d'alumine sec et calciné sert pour des poudres, et sous forme liquide pour des fomentations, des gargarismes, des injections, &c.

10. Les *métaux astringens ;* 1°. les préparations de fer, comme le sulfate de fer simple ou calciné, la pierre hématite, l'oxide de fer rouge par l'acide sulfurique, l'oxide de fer jaune, et les eaux (2); 2°. le plomb, les préparations de plomb, telles que l'oxide de plomb blanc par l'acide acéteux, ou sous une des formes fluides; 3°. le zinc : le sulfate de zinc, ainsi que l'oxide de sublimé, ne s'emploient guère qu'en collyres.

§. xc. Toutes les fois que les fibres ont perdu à un haut degré, leur contractilité, les astringens dont il a été question, sans même en excepter les plus actifs, n'opèrent plus d'astriction, ou du moins ils n'en opèrent qu'une fort légère et de très-peu de durée. Il faut alors en venir à d'autres moyens capables, soit d'augmenter ou de rétablir cette faculté, soit de la remplacer pour quelque temps ou pour tonjours, si elle est tout-à-fait anéantie, soit enfin de raccourcir et de réunir d'une manière toute nouvelle les parties relâchées. On remplit ces diverses intentions par une des méthodes suivantes.

§. xci. Lorsque l'on a l'intention de ranimer la contractilité à l'aide des astringens, il faut, pour tirer plus d'avantages de ces moyens, se servir avant et après leur usage, des stimulans dont il sera plus amplement question dans le chapitre x, ces derniers moyens exaltent toutes les propriétés vitales, et par conséquent aussi la contractilité. Les excitans dont on doit se servir de préférence dans cette occasion sont, les frictions faites avec la main seule, un morceau de flanelle ou de cuir, &c. celles avec les sels volatils, les substances âcres, aromatiques et balsamiques, les fumigations avec les résines et les baumes ; l'application des cantharides, des ventouses sèches et beaucoup d'autres. Plusieurs des astringens (§. LXXXIX, 1 — 6) se rapportent encore ici. Si l'atonie n'a pas encore été portée à un degré excessif, et que l'application des stimulans soit possible, on peut, à l'aide de ces médicamens, effectuer un resserrement salutaire,

H

ou au moins rendre plus énergique l'action des astringens employés en même temps ou après.

§. xcii. Une compression mécanique peut suppléer jusqu'à un certain point à la perte totale de la contractilité. Dans un relâchement partiel, dans un sac herniaire, par exemple, cette compression s'exerce à l'aide d'un morceau de cuir roide, d'une plaque de métal, ou d'autres matières analogues : dans les chutes, on retient l'organe dans sa position respective à l'aide de machines appropriées. Lorsque le relâchement est général, on fait porter des vêtemens solidement et uniformément serrés, ou bien on se sert d'un bandage circulaire méthodiquement appliqué. Toutes ces sortes de compressions doivent être légères dans le principe et augmenter graduellement ; mais on ne doit jamais les porter au point de suspendre la circulation, la transpiration, ni les autres fonctions de la partie sur laquelle on les exerce. Une compression, ménagée sur une grande surface, présente, outre la diminution du volume de la partie et le rétablissement des espaces qui se trouvent entre ses fibres, les phénomènes suivans. Elle rétrecit le calibre des vaisseaux, fait refluer une portion du sang qu'ils contenoient, et peut, sous ce rapport, occasionner des hémorrhagies dans d'autres parties ; il augmente la chaleur et la transpiration, comprime les loges du tissu cellulaire, chasse les humeurs dont elles étoient abreuvées, et détermine souvent les lymphatiques à se charger des humeurs extravasées ; il modère la tension des nerfs, remédie aussi à l'exaltation de la sensibilité, et appaise même les douleurs ; il rend à tous les viscères leur position naturelle ; enfin, si le bandage présente une surface inégale, il irrite la peau ; lorsqu'une partie a été exposée à une compression soutenue, elle reprend quelquefois sa contractilité, et nous pouvons aider la nature dans ce travail, en imbibant de temps à autre l'appareil de liqueurs stimulantes et astringentes : dans tous les cas, il faut, comme nous l'avons observé, que la compression soit modérée et uniforme, autrement elle suspendroit la circulation, s'opposeroit à la nutrition, occasionneroit des engorgemens, des tumeurs, des ulcérations, oblitéreroit les vaisseaux, et opéreroit une cohésion trop forte des différentes parties entr'elles. Les mêmes causes ( §. LXXXVIII ) qui contre-indiquent les astringens, excluent en géneral les grandes compressions.

§. XCIII. Enfin, pour opérer une rétraction des fibres relâchées et favoriser de nouveau leur rapprochement, il existe un moyen qui, peut-être, est trop négligé, c'est l'inflammation ; quelquefois avec retranchement d'une portion de la partie affectée. On sait en effet qu'à la suite d'une inflammation ou d'une blessure, les parties non réunies, en restant quelque temps dans un contact convenable, contractent des adhérences, et que de nouvelles fibres viennent remplir leur intervalle. C'est ainsi, 1°. que l'on remédie au renversement par relâchement des paupières, en retranchant une portion de leurs tuniques, et en rapprochant ensuite les lèvres de la division ; 2°. que pour obtenir une cicatrice solide des tumeurs enkystées très-volumineuses, on excise une partie des tégumens qui la recouvrent ; 3°. que l'on favorise l'oblitération d'un sac herniaire, en excitant dans ce sac une inflammation à l'aide des scarifications ou autrement. Telles sont les seules circonstances dans lesquelles on ait jusqu'ici recommandé d'exciter l'inflammation, pour remédier au relâchement ; mais ce moyen ne pourroit-il pas être avantageux dans beaucoup d'autres cas ? Ne pourroit-il pas le devenir dans plusieurs œdèmes dépendant uniquement d'une inactivité des vaisseaux et des fibres, et où l'on n'auroit pas à craindre que l'inflammation se terminât par la gangrène ? dans les hernies complètement réduites, que l'on pourroit peut-être guérir sans ouvrir le kyste, et seulement en provoquant une inflammation par les stimulans externes ?

§. xciv. Des notions générales que nous venons de donner sur les astringens, découlent plusieurs règles de pratique dans quelques maladies particulières. L'emploi des fomentations froides, ou l'application subite d'un astringent héroïque, font ordinairement disparoître, souvent même en peu d'heures, tous les signes de l'inflammation, pourvu que celle-ci ne soit pas portée au dernier degré d'intensité, et près de passer à la gangrène : les astrigens doux dissipent également, mais d'une maniere lente, les inflammations chroniques. C'est sous ce rapport que les astringens ont pris les noms de *résolutifs*, *répercussifs*, (*repellentia, discutientia, repercutientia*) parce que l'on dit qu'ils étouffent, tuent, résolvent ou repoussent l'inflammation. Cependant comme on abuse souvent de ce traitement, nous tâcherons de déterminer avec précision quels sont les cas où les répercussifs peuvent être employés avec succès.

1. On se sert avec avantage des fomentations de Schmuker, de la glace, &c. dans les inflammations qui reconnoissent pour origine une cause externe, qui sont récentes et sans aucune tendance à la suppuration, dans lesquelles il

H iij

n'y a aucun indice de l'existence d'une matière morbifique interne vers le lieu affecté, et lorsqu'il ne se rencontre aucune contre-indication.

2. Les moyens qui procurent une astriction prompte et vive conviennent parfaitement dans les inflammations dépendantes d'un relâchement et d'une foiblesse assez considérables pour ne pas permettre à la partie de s'opposer à l'abord des humeurs ; ils conviennent également dans les inflammations qui se manifestent sur une partie affoiblie par une cause quelconque. Ici appartiennent les inflammations d'un sac herniaire, d'une partie contuse, &c.

3. Les répercussifs sont aussi indiqués dans les inflammations modérées, peu douloureuses, et dans lesquelles la tumeur fort élevée, a plutôt l'apparence œdémateuse qu'inflammatoire. Les inflammations des parties naturellement lâches, comme les paupières, sont de ce genre.

4. On peut encore recourir avec succès aux résolutifs, dans les inflammations chroniques entretenues par une foiblesse de la partie souffrante ; dans celles qui sont accompagnées d'acrimonies répandues dans la masse générale des humeurs, parce qu'alors ces inflammations dépendent moins du dépôt des acrimonies sur le lieu enflammé, que de la foiblesse progressive

qu'occasionne l'altération des humeurs ; mais on ne se servira ici, ainsi que dans le cas précédent (5) que des astringens les plus doux, et qui agissent d'une manière lente.

5. Lorsqu'une inflammation a laissé après elle un haut degré de foiblesse, et que la partie qui en étoit le siège, est sensible, irritable et tuméfiée, elle reparoit pour l'ordinaire par la cause la plus légère : rien alors n'est préférable à l'emploi réitéré des bains froids.

6. Il est des inflammations enfin qui, n'étant point dissipées dès leur principe, donnent lieu aux suites les plus funestes, et en particulier à la gangrène : telles sont celles qui arrivent dans les hernies étranglées, dans les paraphymosis, &c. Le chirurgien doit, dans ces circonstances, avoir promptement recours aux astringens les plus héroïques ; mais s'il n'en retiroit pas de suite, les effets desirés, il les rejeteroit avec la même célérité.

Les astringens sont en général nuisibles, dans les inflammations qui réclament la méthode émolliente ; —dans celles qui sont accompagnées de sécheresse, de tension et de spasme ; — dans celles qui doivent leur origine à un dépôt critique de quelques matières morbifiques ; — dans celles que la nature détermine sur les surfaces sécrétoires dans l'intention d'augmenter leur sécrétion,

afin d'éloigner une matière âcre qui les irrite ; —
dans celles qui sont accompagnées d'une vive irritation ; — dans celles enfin, dont la terminaison,
par la suppuration, par l'induration, ou la gangrène, est imminente. On peut poser en principe,
que les astringens, bien loin d'être avantageux,
dans les inflammations violentes, dans celles
sur-tout qui se sont déclarées subitement et sont
parvenues à un haut degré d'intensité, en
aggravent souvent les accidens ; et en effet, les
vaisseaux ayant alors perdu la faculté de réagir
et de se débarrasser des humeurs qui y abor-
doient, celles-ci se sont épanchées dans le tissu
cellulaire, et les astringens au lieu d'amener la
résolution, favorisent l'engorgement et l'induration.

§. cxv. Les plantes prétendues *vulnéraires*,
de même que les astringens spiritueux, tant
préconisés par les anciens, doivent être bannis
du traitement des plaies simples, soit que ces
affections doivent guérir par première ou par
seconde intention : dans le premier cas, ils cris-
pent les vaisseaux qui doivent fournir les sucs
propres au recollement des lèvres ; et dans le
second, ils affoiblissent l'inflammation nécessaire pour la formation du pus et s'opposent
ainsi à l'éloignement de ce qui devoit être en-
traîné par la suppuration.

Les circonstances accidentelles qui peuvent exiger l'emploi des astringens dans les plaies, sont les suivantes :

1. Le danger d'un épanchement considérable de sang, ou même d'une inflammation dans la partie blessée, sur-tout dans les plaies de tête ; c'est dans cette intention qu'on se sert le plus promptement possible des fomentations froides, de celles de SCHMUKER, &c.

2. *Les hémorrhagies*. Il sera question dans le chapitre suivant et dans le trente-unième, de la manière d'agir des astringens sous ce rapport.

3. Une inflammation du genre de celles indiquées (§. XCIV, 1—6) qui s'opposeroit à la guérison.

§. XCVI. Les astringens sont singulièrement contraires à la cure des ulcères qui réclament l'usage des humectans et des émolliens ; mais ils conviennent éminemment : dans les ulcères des parties délicates spongieuses et infiltrées ; dans ceux qui sont lâches, indolens, blafards, bleuâtres, qui saignent facilement, qui sont recouverts de fongosités et qui ont de la tendance à la pourriture ; dans ceux qui fournissent un pus trop abondant, tenu, aqueux, sanguinolent, fétide et de mauvaise couleur ; enfin dans les ulcères chroniques, qui attirent à eux une grande quantité de bons sucs. Le bau-

dage compressif seul devient ici d'un grand secours, et l'on peut en augmenter les bons effets
à l'aide des astringens, sur-tout sous forme
fluide, comme les décoctions de quinquina, de
brou de noix, les teintures spiritueuses, astringentes, l'eau de chaux, l'acétite de plomb
étendu d'eau, l'alun, &c. Il faut bien se garder
de supprimer brusquement, et sans avoir
égard aux causes internes qui y donnent lieu,
l'écoulement d'un ancien ulcère auquel la nature est déjà habituée, et dont elle se sert peut-
être pour éloigner d'autres maux.

§. XCVII. S'il est des éruptions qui ne guérissent que par l'emploi des astringens les plus
actifs, il en est d'autres où ces moyens mè-
nent à des suites bien funestes. Ce dernier cas
a lieu toutes les fois que la nature se débar-
rassoit de quelques matières nuisibles, en
les déposant à la peau, ou que par l'usage
des astringens irritans, on rend les absorbans
aptes à la réception de semblables matières
déposées au -- dehors. Les éruptions fébriles,
ainsi que celles qui paroissent sur la fin d'une
maladie grave, n'admettent jamais sans danger l'application des répercussifs. Mais lorsque les éruptions dépendent d'un relâchement de la peau et du peu de ressort de ses vaisseaux; lorsque l'organe cutané est doué d'une

sensibilité si grande que la cause externe la plus légère suffit pour donner lieu à leur apparition; lorsque les matières irritantes que récèle la peau tiennent davantage au séjour des humeurs à la superficie (comme cela s'observe fréquemment dans les éruptions chroniques des personnes même en santé), qu'au dépôt de ces mêmes humeurs de l'intérieur à la surface du corps, les bains froids, ceux de muriate suroxigéné de mercure (§. LXXXV, 6) et les autres substances astringentes, immédiatement appliquées sur la partie malade, sont d'une utilité marquée : seulement, il faut, avant l'emploi de ces divers moyens, étudier les causes internes et les combattre, autrement on s'expose aux accidens fâcheux qu'amène la guérison précipitée des éruptions.

§. XCVIII. La méthode astringente est très-avantageuse dans les engorgemens œdémateux séreux, tant que la matière extravasée conserve assez de fluidité pour être resorbée ; que les vaisseaux lymphatiques peuvent remplir leurs fonctions, et que les fibres sont capables de s'opposer à un nouvel abord des humeurs. L'application des astringens, et notamment d'un bandage (§. XCII), sur la tumeur, peuvent dans cette occasion devenir d'excellens dessicatifs. Mais dans les cas contraires, les astringens ne

feroient qu'augmenter les obstacles et le bandage
lui-même ne deviendroit plus qu'un moyen palliatif, qui ne feroit que borner les progrès du
mal. L'usage des astringens ne peut qu'augmenter l'induration des tumeurs formée par une
matière ténace, dure, visqueuse et dessé-
chée. On peut cependant encore les attaquer
avec fruit par les bains froids et les autres
moyens qui agissent sur une grande étendue du
reste de la circonférence.

§. xcix. On parvient souvent, à l'aide des fomentations froides, à réduire des chutes de divers
viscères, celles du rectum, par exemple ; mais ces
remèdes agissant également sur les fibres de l'ouverture qui a livré passage aux viscères, ils
peuvent occasionner un étranglement funeste ;
de là aussi, la nécessité d'employer quelquefois
les émolliens sur l'ouverture, en même temps
que l'on cherche à diminuer le volume de la
partie échappée. L'usage soutenu des astringens
devient encore fort avantageux après la réduction, en redonnant aux organes le degré de ressort nécessaire pour conserver leur position respective. C'est ainsi que dans les renversemens de
la matrice, on met en usage les injections astringentes, et on fait porter autour de l'abdomen une ceinture remplie d'écorce de chêne ou
d'autres matières analogues, constamment hu-

mectées de vin. Le seul inconvénient attaché à ce procédé, c'est qu'à la longue il peut opérer une astriction trop considérable de la partie sujette au déplacement, l'exposer ainsi à l'induration ou la rendre le siége de quelqu'engorgement.

§. c. L'emploi des astringens, et en particulier des fomentations froides qui agissent d'une manière prompte et énergique dans les hernies étranglées, exige les précautions que nous avons recommandées plus haut. Si lors de cet accident il étoit en notre pouvoir de resserrer et de diminuer seulement et exclusivement les parties contenues, sans agir d'une manière semblable sur l'ouverture par laquelle elles se sont échappées et doivent rentrer, les fomentations froides seroient sans contredit le remède souverain de tous les étranglemens ; mais il n'en est pas ainsi, car lorsqu'il y a une vive sensibilité, de la tension, une constriction spasmodique, une vive inflammation, ou lorsqu'il se rencontre des obstacles insurmontables à la réduction, l'application des substances froides ne fait qu'augmenter les accidens et s'opposer de plus en plus à la rentrée de la hernie. Ces moyens actifs ne sont donc indiqués et ne deviennent vraiment salutaires, que lorsque la difficulté de la réduction est due au relâchement et à l'inertie des fibres, qu'il

s'est accumulé des vents dans l'anse d'intestin
sortie, lorsque l'inflammation se manifeste d'une
manière lente, et pour le dire en un mot, dans les
étranglemens par engouement.

D'après ce qui vient d'être dit, et d'après les
préceptes exposés sur la méthode astringente en
général, on connoîtra facilement les précautions
à prendre dans l'administration de ces moyens,
et sur-tout des fomentations d'eau froide, de
neige ou de glace, pour le traitement des coliques ( qui sont de plusieurs espèces ) et des inflammations internes. On devra, dans tous ces
cas, agir avec la plus grande circonspection ;
car si l'emploi bien raisonné de ces moyens
peut en très-peu de temps détruire ces affections, il peut aussi promptement devenir mortel, si on a trop différé, si la cause de la constriction est insurmontable, si au lieu d'un état
de relâchement des fibres, il se rencontre de la
tension, du spasme et si enfin la dégénération
de la partie malade est déjà trop avancée, &c.

§. 61. On se sert avec succès des lavemens
astringens, de ceux d'eau froide pure, de ceux
des décoctions de plantes astringentes, de vinaigre, &c. dans le relâchement excessif des
gros intestins, dans les diarrhées chroniques,
séreuses et muqueuses, ainsi que dans les fla-
tuosités dues à la même cause. L'usage trop

fréquent de ces sortes de bains intérieurs est nuisible, en ce qu'il apporte une trop grande astriction dans le canal intestinal, le dessèche, occasionne des constipations, peut supprimer un flux hémorrhoïdal salutaire, &c. Une des propriétés des lavemens froids, est de faire éprouver une impression si vive, que les personnes sensibles ne peuvent s'y accoutumer que peu à peu et avec précaution. Au reste, il n'est pas difficile de se rendre compte de leur manière d'agir, si l'on fait attention à ce qui a été dit des bains froids.

# CHAPITRE IX.

*De la réunion* ( synthesis ).

§. CII. Dans le relâchement, contre lequel nous avons recommandé l'usage des astringens, les parties n'ont point perdu leur cohésion naturelle, elles la conservent même à un assez haut degré : dans les *plaies*, les *abcès*, les *ulcères*, les *fractures*, et dans certains vices de conformation de naissance, tels que le bec-de-lièvre (*), au contraire, cette cohésion est rom-

_______________

(*) On peut rapporter à quatre ordres toutes les sola-

pue et la réunion indiquée. Mais celle ci étant uniquement l'ouvrage de la nature, le chirurgien n'ayant pas d'autre indication, que d'éloigner les obstacles qui peuvent contrarier ses efforts, enfin ces obstacles et par conséquent les moyens de les combattre, variant à l'infini, la thérapeutique générale ne peut présenter qu'un petit nombre de préceptes généraux à suivre, et elle doit abandonner à la

tions de continuité, tant des parties molles que des parties dures ; 1°. les PLAIES : *solutions de continuité qui tendent naturellement à la réunion ; 2°. solutions de continuité dont la réunion est empêchée par l'existence d'une pellicule, ou d'une espèce de lame cartilagineuse sur les bords de la division, le bec-de-lièvre, les fractures* dont les fragmens ne se sont pas consolidés, &c. 3°. les FISTULES : *solutions de continuité qui se rendent dans une cavité non ulcérée, et dont la réunion est uniquement empêchée par le passage constant d'un fluide non purulent, fourni par cette cavité ; 4°. les ULCÈRES : solutions de continuité dans lesquelles se trouvent une ou plusieurs dispositions vicieuses, mais non mécaniques, qui empêchent ou retardent la guérison.* Il est facile de s'appercevoir que cette distinction est absolument basée sur les indications générales que chacun de ces ordres d'affections présente à remplir. Voyez à ce sujet un *Essai sur les solutions de continuité,* que j'ai publié en l'an onze, et qui se trouve à Paris et à Strasbourg, chez MM. LEVRAULT, frères, imprimeurs-libraires.

chirurgie spéciale le traitement particulier de ces diverses affections. Nos prédécesseurs ont préconisé un grand nombre de moyens propres à favoriser la guérison des plaies, *epulotica, cicatrisantia, consolidantia, traumatica, vulneraria;* la régénération des chairs, *sarcotica,* et même la formation du cal, *tylotica, parotica.* Ces prétendus spécifiques ne sont rien autre chose que des émolliens, des astringens, des irritans, &c. et ils ne doivent s'employer que dans les circonstances qui requièrent chacune de ces méthodes curatives.

1. §. CIII. *Contre-indications à la réunion.* Une perte de substance assez considérable pour ne point permettre le rapprochement convenable des bords de la division, sans donner lieu à de la tension, à des spasmes, des difformités et à d'autres accidens analogues.

2. Un écoulement abondant de sang que la réunion ne peut point arrêter, une vive inflammation, un engorgement sanguin, séreux ou autre considérable.

3. Une telle désorganisation des bords de la division, que la synthèse soit, sinon impossible, du moins préjudiciable, tant que la nature seule, ou aidée par l'art, n'a point débarrassé la partie lésée de ce qui est contre nature : c'est ce que l'on remarque dans les plaies fortement

contuses, dans celles d'armes à feu, dans les ulcères et les fistules dont les bords sont durs et calleux. Un léger degré de contusion n'exclut cependant pas toujours la réunion immédiate.

4. La présence de quelques corps étrangers, tels que des matières irritantes, vénéneuses, des portions de vêtemens, des fragmens détachés de l'instrument vulnérant, des balles, des esquilles, &c., qui doivent être expulsés par la nature ou extraits par l'art. Ces corps étrangers sont quelquefois de si peu d'importance, un grain de plomb, par exemple, que la nature ne travaille point à leur élimination, ou bien ils sont tellement situés que l'on ne peut point se permettre de les extraire : ils peuvent alors rester toute la vie, sans causer d'accidens ultérieurs dans la partie guérie.

5. Enfin, lorsqu'une solution de continuité contribue au bien-être du corps et au maintien de certaines fonctions. Ici appartiennent les vieux ulcères, les ulcères artificiels, les anus contre-nature, tant que l'on ne peut point rétablir la voie naturelle des excrémens, &c. &c.

§. civ. Il existe deux sortes de réunion pour les plaies, une *prompte* et l'autre *éloignée*.

La première, *sanatio ad primam indicationem*, est purement l'ouvrage de la nature. Si le chirurgien a eu soin de rapprocher les lèvres de

la division, s'il les a tenues dans un contact exact
et permanent, s'il a éloigné tout ce qui étoit capable de contondre, comprimer, irriter, enflammer ou de changer la bonne position de la partie
blessée, peu de jours suffisent pour la guérison,
c'est-à-dire pour la formation d'une cicatrice
solide et à peine sensible.

Dans la réunion par seconde intention, la
nature fait également tous les frais de la cure ;
mais elle n'arrive à son but que lentement et par
beaucoup de détours. Les lèvres de la plaie éprouvent un écartement qui est toujours en raison de
la violence de l'inflammation : la blessure sai-
gnante dans le principe, ne tarde pas à fournir
une liqueur ténue, séreuse, elle devient sèche
et douloureuse, à mesure que l'inflammation
fait des progrès. La fièvre vulnéraire a des re-
doublemens tous les soirs (excepté dans les plaies
légères où la pyrexie n'est pas sensible) jusqu'à
ce qu'enfin, entre le quatrième et le septième jour,
la plaie s'humecte de nouveau et que la suppuration s'établisse. Celle-ci consiste dans la sécrétion
d'un liquide doux, épais et jaunâtre, du pus,
qui devient progressivement plus abondant, et
calme les symptômes inflammatoires. Lorsque cet
écoulement a duré un espace de temps plus ou
moins long, la plaie diminue dans son contour,
ses bords s'affaissent et sa surface laisse apperce-

voir de petites élévations rouges, appelées *grains* ou *bourgeons charnus* (*) : la peau gagne de toute part ; le fond de la division se remplit ; la suppuration disparoît, enfin la blessure se recouvre de la cicatrice ( ** ). Nous reviendrons sur cette sorte de réunion dans le §. cvii.

§. cv. Pour ce qui concerne la réunion immédiate, nous ferons observer que,

1. Les plaies simples faites par des instrumens bien acérés et bien tranchans sont susceptibles de guérir par première intention ; celles indiquées ci-dessus (§. ciii) au contraire, nécessitent la suppuration.

2. Il est avantageux que les plaies qui admettent une guérison immédiate, répandent beaucoup de sang, tant pour prévenir l'inflammation , que pour s'opposer aux stases sanguines , dans la partie blessée. Si cependant

_______________

(*) La dénomination de *grains* ou *bourgeons charnus*, ne convient nullement à ces sortes de productions, puisqu'elles naissent sur tous les organes indistinctement, et qu'elles ont pour base commune le tissu cellulaire, aussi ai-je préféré de les désigner sous le nom de *bourgeons celluleux*. Essai cité, page 47.

(**) Les différens phénomènes qui ont lieu dans les plaies depuis leur formation jusqu'à leur réunion, offrent trois périodes ou temps assez bien marqués ; 1°. le temps de l'*irritation* ; 2°. celui du *bourgeonnement celluleux* ; 3°. celui de l'*affaissement celluleux*. Essai cité, page 3g.

l'hémorrhagie étoit trop abondante ou continuelle et si elle avoit lieu par un grand nombre de petits vaisseaux , il faudroit en venir
à l'usage des astringens, de l'eau froide, de
l'alcohol, du vinaigre, &c., mais ne pas trop
prolonger l'application de ces moyens. Si l'écoulement avoit lieu par un vaisseau d'un gros calibre, les astringens pourroient bien encore
devenir avantageux en favorisant la formation
du caillot ; il seroit néanmoins plus prudent
d'en venir à la compression, à la ligature, au
tourniquet et aux autres procédés analogues,
déterminés par la chirurgie (*). La réunion

---

(*) Toutes les personnes de l'art savent que dans les
hémorrhagies , la compression des artères doit se faire
au-dessus de la blessure, et celle des veines au-dessons
de cet endroit, excepté cependant pour les vaisseaux
du col et de la tête ; mais il peut se faire que faute d'un
examen suffisant, on se méprenne sur l'espèce de vais-
séau lésé, et que l'on exerce en conséquence une compression qui, au lieu de s'opposer à l'écoulement du
sang, ne fasse que le favoriser. J'ai vu un cas de cette
nature dans la dernière campagne d'Allemagne. Un sol-
dat français avoit été apporté à l'hôpital SAINT - ULRIC
à AUGSBOURG, pour un coup de feu au pli du bras gauche : quelques jours après l'accident, lorsque les parties
contuses commencèrent à se détacher, il survint une
hémorrhagie considérable que le chirurgien de garde
parvint à suspendre à l'aide de compresses graduées ,

prompte est encore inadmissible ici , si ce n'est
d'une manière incomplète, après l'emploi de la
ligature : dans cette circonstance , on réunit la
plaie, excepté dans l'endroit par lequel sort le
fil, vu que celui-ci doit être expulsé à la faveur

---

imbibées d'eau froide, et soutenues par une bande assez
serrée, sur-tout à la partie supérieure. Cette hémorrhagie se répéta plusieurs fois dans la journée , et durant la nuit, et on se contenta d'y opposer les aspersions d'eau froide et de vinaigre. Le lendemain , à la
visite du matin, M. BOCQUENET , chirurgien en chef de
cet hôpital, trouvant son malade très-faible, et croyant,
d'après le récit qu'on lui avoit fait , à une lésion de l'artère brachiale, défendit de toucher à l'appareil. La
nuit suivante, j'étois de garde, on vint m'appeler ; l'hémorrhagie s'étoit renouvelée pendant le sommeil, et
elle avoit été si abondante, que le blessé étoit tombé
dans une syncope de laquelle j'eus de la peine à le retirer. Revenu un peu à lui-même , il me dit qu'il sen-
toit encore le sang couler entre le bras et le bandage.
Je me déterminai promptement à lever l'appareil, après
quoi je cherchai à comprimer l'artère à la partie interne du
bras : la compression que j'exerçai, me fit bientôt appercevoir que je m'étois mépris sur le vaisseau ouvert ; le
sang sortoit avec plus d'impétuosité ; je portai le pouce
au-dessous de la plaie, et l'hémorrhagie s'arrêta. Je me
contentai donc d'appliquer une simple compresse sur le
lieu où j'avois le pouce, et de la maintenir par une
bande peu serrée, mais graduellement de bas en haut ,
et l'écoulement ne reparut plus. C'étoit , je crois, la
veine basilique qui avoit été blessée.

de la suppuration. C'est de cette manière que l'on se comporte dans les amputations, lorsqu'on a eu soin de ménager assez de parties molles pour recouvrir entièrement l'os et pour réunir par première intention.

3. Les plaies de la peau et des muscles guérissent facilement d'une manière immédiate : le contraire a lieu pour celles des tendons, des aponévroses et des nerfs ; celles des os et celles où les os sont à découvert, se réunissent aisément, même lorsqu'on en a enlevé des portions viciées, pourvu que le reste de l'os conserve ses rapports respectifs et qu'il n'ait pas été exposé trop long-temps au contact de l'air. Les plaies de beaucoup de viscères ne nécessitent point la suppuration pour leur guérison.

4. Certains vices des solides et certaines altérations des fluides, comme. le relâchement, la foiblesse, un excès d'irritabilité, la disette de sang ou de bons sucs, les acrimonies, les saburres des premières voies, &c., sont souvent des obstacles à la réunion immédiate des plaies les plus simples. Il faut en dire autant des erreurs dans le régime, de l'abus des boissons spiritueuses, des alimens échauffans et trop succulens, des passions vives, du séjour dans une atmosphère humide et corrompue, &c. &c. (*).

_______________

(*) De toutes les causes externes capables de s'oppo-

5. Les plaies qui sont parvenues à un haut degré d'inflammation et qui sont prêtes à suppurer, n'admettent plus la réunion immédiate.

§. cvi. On doit chercher à procurer la réunion immédiate dans toutes les plaies qui y paroissent disposées ; car en supposant qu'on n'atteignît pas le but qu'on se propose, il resteroit toujours assez de temps pour la suppuration, et l'on n'auroit rien gâté par le procédé antérieur.

---

ser à la cure des plaies et des ulcères, il n'en est peut-être aucune sur laquelle on doive porter une plus scrupuleuse attention, que sur la *malpropreté*. Convaincu de cette vérité, par une pratique longue et étendue, M. Duret, un des premiers chirurgiens de la marine au département de Brest, fait laver avec de l'eau chaude tous les blessés indistinctement qui entrent dans sa salle ; et lorsque les circonstances le permettent, il les fait plonger dans un bain général chaud ; il a introduit dans les hôpitaux de Brest, l'usage de faire porter, par l'infirmier qui sert chaque chirurgien, un plateau ( vase de fer blanc de forme elliptique, ayant à-peu-près quinze pouces de long et deux de profondeur ) dans lequel on dépose à la levée même de l'appareil, tout ce qui a servi au pansement antérieur : ce vase, vu son peu de profondeur, se passe aisément sous les parties que l'on veut arroser, et s'oppose à ce que le fluide employé ne se répande ni dans le lit, ni sur le plancher. Ce praticien, qui jouit de la plus haute considération, et d'une réputation justement méritée, ne borne pas là ses soins

Les moyens que nous mettons en usage pour favoriser la nature dans ce travail, sont :

1°. Une position propre à mettre et à maintenir les lèvres de la division dans un contact parfait et immédiat: c'est sur-tout dans les plaies en travers, que la situation est avantageuse. Dans cette circonstance, les muscles doivent toujours être dans le relâchement; ce qui suppose la partie blessée, tantôt étendue, tantôt

---

de propreté; il ne permet à aucun malade d'avoir ses vêtemens autour de lui, sans qu'ils aient été blanchis, et il fait un fréquent usage du parfum de GUYTON-MORVEAU, moyen de désinfection et de sanification de l'air, le plus efficace connu et que l'on sait être le gaz acide muriatique oxigéné, dégagé d'une combinaison d'oxide de manganèse et de muriate de soude, par l'intermède de l'acide sulfurique. Il seroit à souhaiter que tous les médecins et les chirurgiens des hôpitaux usassent des mêmes précautions minutieuses en apparence pour quelques-uns d'entr'eux; leurs malades se rétabliroient plus promptement, les fièvres ataxiques et adynamiques, les ulcères gris des hôpitaux ( improprement appelés *gangrène* ou *pourriture* d'hôpital) &c. qui compliquent si souvent et d'une manière si pernicieuse, les affections les plus légères, seroient beaucoup moins communs. Depuis plus d'un an que je suis la visite de M. DURET, je n'ai vu dans sa salle qu'une ou deux fièvres ataxiques, encore étoient-elles dues aux passions tristes; les autres affections contagieuses y sont tout aussi rares.

fléchie, selon que les muscles extenseurs ou fléchisseurs sont divisés. Au reste, il faut ici, comme dans les procédés suivans, veiller à ce que les lèvres de la plaie ne se réunissent pas à l'extérieur, tandis qu'il se forme dans son fond une cavité qui, se remplissant de pus, exigeroit que l'on en vînt à une nouvelle division pour donner issue à la matière.

2°. Un bandage unissant, composé de diverses bandes et compresses, disposées d'après la direction de la plaie et la partie qu'elle occupe. La forme des bandages, la manière de les faire et de les appliquer, sont du ressort de la chirurgie spéciale ; tout ce que l'on peut en dire ici, c'est qu'ils doivent opérer un rapprochement exact, ne point irriter, comprimer, ni suspendre les fonctions de l'organe blessé : sans cette précaution, on ne feroit que favoriser l'inflammation et la suppuration. On ne doit point lever l'appareil avant l'agglutination parfaite ; c'est pour cette raison que le bandage doit être disposé de manière à ce qu'étant appliqué, il puisse permettre l'inspection facile de la plaie (1).

3°. La suture sèche : celle-ci consiste dans

______

(1) La planche n°. 1 , du premier volume des Elémens de chirurgie de RICHTER, offre le modèle d'un semblable bandage.

l'application d'une ou plusieurs bandelettes ag-
glutinatives, que l'on laisse jusqu'à l'entière
réunion. Ce procédé, qui ne peut servir que
dans les plaies peu profondes, est sujet à plusieurs inconvéniens. Lorsque l'emplâtre est trop
épais, il excite l'inflammation, en s'opposant
à la transpiration, les ordures se ramassent facilement dessous, et plusieurs individus ne peuvent en soutenir l'usage; d'ailleurs, l'humidité
fournie par la blessure ou déposée de l'extérieur,
l'accroissement des poils et d'autres circonstances peuvent opérer son décollement, et faire ainsi
manquer le but qu'on s'étoit proposé. Les
agglutinatifs les plus usités sont ceux composés avec la cire et la térébenthine. On veille
à ce qu'il n'entre point dans leur composition
de substances âcres et irritantes, capables d'exciter l'inflammation et de favoriser la suppuration.

4°. Les sutures sanglantes (*suturæ cruentæ*):
la chirurgie spéciale indique leurs différentes
espèces, les instrumens que chacune d'elles
requiert et la manière de les employer. On ne
doit s'en servir que rarement et seulement dans
les circonstances où les autres moyens sont in-
suffisans, comme dans les plaies transversales,
à lambeaux, ou très-irrégulières; dans celles dont
les lèvres mobiles ne peuvent être solidement
maintenues que par ce procédé; dans les plaies

des intestins et quelques autres. Lorsque l'on met en usage les sutures, il faut se servir en même temps des autres moyens unissans et faire en sorte de prévenir l'irritation, la tension, les douleurs, l'inflammation et la suppuration qui sont des suites presque inévitables de la présence des aiguilles et du fil. Si la suture a été faite avec les précautions nécessaires, on peut encore se promettre une réunion immédiate, en supposant même que quelques points isolés de la blessure, ou les points de suture, suppurassent un peu : dans ce cas, aussi-tôt que l'agglutination aura eu lieu, on retirera, avec précaution, les aiguilles et les fils, et l'on préviendra, par une situation convenable, par les bandages ou les agglutinatifs, la rupture de la cicatrice encore mal affermie. Mais si l'inflammation prenoit le dessus et ne pouvoit point être amenée à la résolution, il faudroit de suite couper les fils et renoncer au dessein de guérir par première intention.

Ces quatre moyens de réunion employés à propos, rendent superflus les médicamens tant préconisés par les anciens : parmi ces médicamens, les uns, tels que les onguens, les baumes et les emplâtres. Ces prétendus cicatrisans, ne tendent qu'à enflammer la plaie et à favoriser la suppuration ; les autres, tels que les spiritueux, les teintures, les eaux vulnéraires et une partie des substances très - astringentes, irritent , dessèchent et excitent l'inflammation : la succion elle - même, tant usitée autrefois, est aussi inutile que nuisible, et les avantages qu'on en attendoit, se retirent bien plus sûrement d'un écoulement naturel du sang et de l'emploi des humectans, qui débarrassent la blessure du sang et des autres impuretés qu'elle peut contenir.

§. CVII. Les plaies qui nécessitent la suppuration sont toutes celles accompagnées des circonstances exposées ci-dessus (§. CIII). Lorsque le pus n'est pas trop abondant et qu'il est de bonne qualité, le chirurgien n'a rien autre chose à faire, qu'à prévenir et à éloigner toute irritation accidentelle capable d'augmenter l'inflammation ; à favoriser la suppuration ; à recommander le repos et une diète légère ( si cependant la plaie étoit très-grande et la suppuration abondante, il faudroit prescrire un régime entier et nourrissant ); à tenir la blessure dans une chaleur tempérée et à la recouvrir d'un bandage et quelquefois d'un emplâtre ; à ne renouveler que rarement l'appareil, qui doit toujours être promptement remplacé ; à ne jamais absorber tout le pus dans les pansemens ; vers la fin, à rapprocher graduellement les lèvres de la division, à l'aide de la position et du bandage; à panser à sec et à attendre de la nature la formation de la cicatrice. Il appartient à la chirurgie spéciale d'exposer la marche à tenir dans les cas déterminés; mais lorsque la suppuration ne se fait pas convenablement, la plaie doit être considérée comme un ulcère et traitée comme tel.

§. CVIII. *L'abcès* (abcessus), *est une cavité interne contre-nature* (par conséquent une solution de continuité) *occupée par du pus* (*). Cette solution en exige une autre, soit spontanée, soit artificielle, pour l'évacuation de la matière qu'elle contient. Chaque abcès demande un traitement différent, suivant sa cause, la manière dont il s'est formé, les parties qu'il occupe, les accidens qui l'accompagnent, &c. En général cependant, tous présentent une tri-

---

(*) Cette définition de l'abcès me paroît plus exacte que celle que l'on en donne ordinairement, en disant que *c'est une tumeur formée par du pus*. En effet, on ne peut supposer aucune collection de pus, sans un lieu pour le recevoir, et ce lieu ne peut être qu'une cavité, tandis que nous voyons journellement des amas purulens, sans élévation apparente. Les abcès qui se forment sous les aponévroses, comme le fascialata, dans les organes intérieurs, comme les poumons, les reins, &c. et qui en détruisent le parenchyme, n'en sont-ils pas des exemples ?

ple indication à remplir, savoir : de favoriser la suppuration ; de procurer et d'entretenir une libre issue au pus ; enfin de faciliter la réunion. On se comportera dans la dernière indication, de même que s'il s'agissoit de réunir une plaie et un ulcère, et en effet un abcès, sur-tout lorsqu'il a été ouvert par l'instrument tranchant, doit être considéré comme une plaie et comme un ulcère.

§. CIX. On désigne sous le nom d'*ulcère*, toute solution de continuité plus ou moins profonde, de figure ronde ou irrégulière, et du fond de laquelle il sort du pus ou une matière purulente (*ichor, sanies*) ; on appelle *fistules,* celles de ces solutions de continuité qui s'étendent dans l'intérieur des parties et qui forment un canal plus ou moins profond, occulte ou du moins peu évident à l'extérieur. Quoiqu'on puisse regarder comme ulcères, toutes les plaies en suppuration et tous les abcès ouverts, on donne cependant plus spécialement ce nom aux solutions de continuité dont la surface est recouverte d'impuretés, relàchée, rongée, inégale, corrompue, sans vie, fort sensible et douloureuse, calleuse, surmontée de chairs baveuses, fongueuses, &c., et dans lesquelles on observe un pus trop épais, trop ténu, de mauvaise couleur, fétide, àcre, trop ou trop peu abondant, ou autrement vicié.

Les ulcères sont souvent la suite des plaies et des abcès : leur guérison présente absolument les mêmes phénomènes que celle des plaies suppurantes, leurs bords s'affaissent, et se rapprochent, des bourgeons charnus, qui s'élèvent de plus en plus, remplissent le vide existant, et la cicatrice se forme. Une multitude de causes peuvent néanmoins suspendre et même empêcher cette guérison; c'est ce dont nous allons nous occuper.

1. Les ulcères sont entretenus par un grand nombre de causes internes, comme diverses acrimonies, la foiblesse, le relâchement, un excès d'irritabilité, le défaut des règles, les éruptions répercutées, &c., avant la disparition desquelles il n'y a point de guérison ou du moins de guérison durable à espérer.

2. Les ulcères considérables demandent pour leur cure l'observance d'un régime de vie basé sur les causes internes. En général, le malade doit s'abstenir des alimens âcres, échauffans, de difficile digestion, et vivre dans un air sec et pur, ne point se laisser aller aux affections tristes et profondes, tenir la partie blessée dans le repos, &c. Parmi les causes qui peuvent agraver les ulcères et s'opposer à leur cicatrisation, les saburres des premières voies peuvent tenir le premier rang.

3. Un point essentiel du traitement des ulcères, c'est de veiller à ce que les excrétions habituelles se fassent librement ; il est même nécessaire, lorsque les forces le permettent, de les augmenter de temps à autre.

4. Il ne faut jamais entreprendre la cure des vieux ulcères qui, par leur apparition, ont dissipé d'autres affections plus graves, sans au préalable avoir détruit leurs causes internes ou avoir établi un nouvel exutoire. La longue durée seule des ulcères n'est pas une contre-indication à leur guérison, puisqu'elle peut dépendre de causes locales faciles à détruire.

5. On doit dans tous les ulcères entretenir la suppuration et prévenir la résorption du pus. On remplit ces deux indications, en donnant à la partie affectée une position favorable au libre écoulement des matières, en pansant fréquemment, lorsque la suppuration est abondante et tend à s'altérer, et en se servant pour le pansement de substances telles que la charpie et l'éponge fine, qui se chargent facilement du pus.

6. Par ces procédés, on prévient encore *la fièvre lente*, laquelle, dans les ulcères, est due d'une part à la résorption du pus, et de l'autre à la perte des bons sucs qu'entraîne la suppuration. Le traitement de cette fièvre n'est pas de notre ressort.

K

7. La position horizontale de la partie affectée contribue pour beaucoup à la cure de certains ulcères ; ceux des jambes, par exemple, ne guérissent souvent qu'avec cette précaution.

8. La forme des ulcères, et diverses autres circonstances accessoires, sont, dans bien des cas, des obstacles à la guérison ; on doit donc dilater, suivant les préceptes de l'art, les ulcères caverneux et fistuleux, détourner les causes irritantes, extraire les corps étrangers, et enfin traiter convenablement les affections osseuses, qui sont des causes cachées de quelques ulcères opiniâtres.

9. Il arrive assez fréquemment que les ulcères discontinuent de suppurer, qu'ils deviennent secs, et que leur guérison est suspendue. Lorsque ces phénomènes sont dus à une vive inflammation, il faut recourir aux humectans et aux émolliens ; mais s'ils reconnoissent pour cause, la foiblesse et l'inertie, on emploie, outre les moyens internes appropriés, les stimulans externes, et même les caustiques : on fait frictionner les bords de l'ulcère, on y applique les ventouses scarifiées, on recouvre sa surface d'oignons cuits, de substances résineuses stimulantes, de cantharides, on les touche avec la pierre infernale, &c.

10. Une suppuration trop copieuse, l'écou-

lement trop abondant d'un pus ténu et séreux, requièrent l'emploi des dessicatifs et des astringens : on traite de la même manière les ulcères mous, fongueux, blêmes, œdémateux, bleuâtres et sanguinolens. Dans toutes ces circonstances, l'application méthodique du bandage devient d'un avantage marqué.

11. Les ulcères fort sensibles, douloureux, accompagnés de tension, et ceux qui souffrent d'une acrimonie, exigent pour leur traitement l'usage des émolliens et des calmans, en même temps qu'on s'occupe de la destruction des causes de ces accidens.

12. La méthode antiseptique est indiquée dans les ulcères qui tendent à la putridité.

13. La surface des ulcères est souvent altérée au point d'exiger son entier renouvellement : ce travail se nomme *détersion, mondification*, et les moyens dont on se sert sont appelés *détersifs*, (*cathæretica, mundantia, detergentia*). Ces médicamens sont, suivant les circonstances, des émolliens, des irritans et des caustiques (*).

---

(*) Dans les ulcères gris des hôpitaux ( dont le principal caractère est d'être recouverts d'une matière d'un jaune grisâtre, tellement adhérente à leur surface, que rien ne peut l'en détacher ), le suc de citron est le meilleur, et peut-être le seul détersif connu. J'ai vu dans la salle de M. Duret plusieurs de ces ulcères

14. Les ulcères variqueux réclament l'application d'un bandage compressif et la position horizontale.

15. La destruction des causes internes d'un ulcère suffit souvent pour dissiper les callosités et les duretés qui s'étoient développées à sa surface ou sur ses bords; cependant, quand les moyens externes sont requis dans ces cas, on se sert des émolliens et de préférence de ceux légèrement stimulans, lorsque les callosités sont minces et de peu de consistance; des irritans, lorsqu'il s'agit d'exciter une inflammation suppuratoire propre à ramollir et à opérer la chute de ces indurations : d'autres fois et lorsque la partie le permet, on fait quelques incisions profondes, par - dessus lesquelles on applique des émolliens ou des irritans, dans l'intention de

---

d'une énorme étendue, et du plus mauvais aspect, changés dans l'espace de peu de jours, en ulcères de bonne nature, et faciles à guérir, par une application constante du suc, et même des tranches de citron. Ce moyen n'est pas assez généralement employé dans cette circonstance. Quelques malades, guéris par cette méthode, portoient des ulcères gris depuis des mois entiers, et ne venoient dans cette salle, que lorsque leurs chirurgiens les regardoient comme incurables : dans le courant de l'an XII, un de ces blessés entre autres, étoit porteur d'un certificat qui attestoit qu'il étoit dans le cas de la réforme ; son ulcère n'en a pas moins guéri.

détruire plus promptement les duretés ; enfin on se détermine quelquefois à exciser les callosités.

Après l'éloignement de ces obstacles et de plusieurs autres, les ulcères se ferment ordinairement d'eux-mêmes ; on peut néanmoins favoriser ce travail de la nature à l'aide d'une position favorable de la partie affectée, d'un pansement approprié et des autres procédés déjà exposés. Les ulcères incurables, de même que ceux que l'on ne doit point guérir, admettent un traitement palliatif, déterminé d'après les circonstances. Ce traitement consiste sur-tout dans l'emploi d'un pansement bien méthodique ; à prévenir l'inflammation, la douleur, une suppuration trop abondante, à diminuer la fétidité de l'écoulement, &c.

§. cx. Les plaies, les fractures et les caries sont des solutions de continuité des parties dures, quelquefois jointes aux plaies et aux ulcères des parties molles. Les deux premières affections (les plaies et les fractures) suivent dans leur guérison absolument la même marche que les plaies des autres parties, et dans la plupart des cas admettent, comme elles, la réunion immédiate. Ici on seconde la nature, en préservant l'os de l'accès de l'air, en donnant aux membres une situation fixe et permanente, en affrontant les bouts de l'os, en écartant tout ce qui pourroit détruire la contiguité des fragmens, en maintenant les extrémités fracturées dans un contact immédiat, jusqu'à la consolidation parfaite ; enfin, en remédiant aux accidens comme l'inflammation, la suppuration, l'hémorragie, la luxation, la gangrène, les vices du cal, etc. qui pourroient retarder ou troubler le travail de la réunion.

La carie, et en particulier la carie humide, étant aux os ce que sont les ulcères aux parties molles, les préceptes que nous avons exposés à l'égard des derniers ( §. cix ) sont applicables ici. Dans la carie, la surface de l'os est morte, et la nature travaille à sa séparation, en faisant croître dans la partie saine, de nouvelles chairs qui chassent insensiblement ce qui est dépourvu de vitalité, et remplissent le vide existant. Le chirurgien doit s'en tenir dans cette circonstance ;

1°. A hâter la mortification de la portion, qui doit se détacher, à l'aide des spiritueux fortement astringens, et même des caustiques, dont on favorise l'introduction en perforant et en ruginant l'os : lorsqu'on veut agir plus promptement encore, on se sert du fer rouge ; mais ces moyens ne doivent point porter leur action au-delà des parties mortes, ni être continués trop long-temps, autrement ils porteroient atteinte aux nouvelles excroissances charnues.

2°. A favoriser l'entière séparation de la partie morte, *exfoliation apparente ou insensible*. Les onguens-émolliens légèrement irritans dont on a quelquefois fait précéder l'usage de la térébration, les mouvemens en différens sens, imprimés au séquestre, et l'extraction des fragmens détachés, sont les moyens propres à remplir cette indication. Souvent il est inutile d'attendre l'exfoliation, et l'on peut enlever de suite en tout ou en partie, à l'aide des instrumens appropriés, les portions viciées de l'os.

3°. Dans la carie humide, il faut procurer un libre écoulement à la matière, par les incisions, et un pansement méthodique; absorber l'humidité superflue, au moyen des dessicatifs très-astringens, décider; enfin, une exfoliation à l'aide des irritans, des caustiques, et même du fer rouge. Outre une infinité de règles particulières, que nous offre la chirurgie pour la cure des maladies des os, nous possédons plusieurs remèdes internes très-efficaces dans la carie humide.

Les caries opiniâtres de grande étendue, ou qui détruisent en entier un os considérable, nécessitent pour l'ordinaire l'amputation. Nous avons cependant beaucoup de nécroses, surtout de celles qui ont affecté les os longs, où un nouveau cylindre s'est formé à l'extérieur de l'ancien. La nature dans ces cas dépose dans le périoste un suc osseux, qui, en s'épaississant peu à peu, constitue le nouvel os : l'ancien, ainsi incarcéré, finit par périr entièrement, et il peut alors être d'autant plus facilement dégagé, que celui qui le renferme a acquis moins de consistance. Lorsqu'on a eu l'attention d'extraire à temps le séquestre, le nouvel os prend une forme naturelle : dans le cas contraire, il reste difforme.

§. CXI. Quant aux solutions de continuité congénitales, la première indication qu'elles présentent à remplir, c'est d'en faire saigner la surface, ou plutôt de les changer en des plaies récentes, que l'on réunit ensuite par première intention à l'aide d'un des procédés exposés ci-dessus.

---

# CHAPITRE X.

## *De la méthode excitante.*

§. CXII. Parmi le grand nombre de stimulans, (*irritantia*) que nous possédons, il en est qui agissent en raison d'une acrimonie chimique, d'autres ont une action mécanique, et opèrent par leurs surfaces pointues, anguleuses, inégales, par leur poids, &c. ; quelques-uns enfin, comme l'électricité , paroissent agir d'une manière spécifique. Mais tous se ressemblent par les effets généraux qu'ils produisent, quoiqu'à des degrés différens , dans l'économie animale. Ils font éprouver à la partie avec laquelle ils sont mis en contact, une sensation plus ou moins vive ; ils augmentent la tension et les contractions, non-seulement des fibres les plus ténues , mais encore des vaisseaux des organes sécréteurs et de toutes les parties ; ils déterminent du gonflement , de la rougeur, un surcroît de chaleur, l'inflammation et ses suites ; ils attirent les humeurs des parties éloignées ; souvent même, lorsque leur irritation est très-vive , ils suspendent les sensations et les fonctions qui y avoient lieu. Une irritation légère favorise l'absorption et la transpiration, une trop grande au contraire, les supprime. Les stimulans produisent encore d'autres phénomènes, dus tantôt à la disposition , et à l'espèce d'organe sur lequel ils sont appliqués, et tantôt à la nature des substances dont on s'est servi. Lorsqu'une glande a été légèrement stimulée, sa sécrétion augmente ; si l'irritation qu'elle éprouve est trop considérable, ses fonctions s'anéantissent : on observe également que l'excrétion est plus ou moins abondante , plus ou moins empêchée, selon que les conduits par lesquels elle se fait, ont été plus ou moins vivement excités. Relativement aux parties irritées, ces phénomènes ne sont pas les mêmes lorsque l'irritation est appliquée sur un organe des sens, que lorsqu'elle l'est sur un muscle, sur un tendon, sur un nerf, sur un os, &c. ; ils diffèrent encore suivant que la partie est saine, qu'elle est enflammée, en suppuration, ou gangrénée, qu'elle est sensible ou insensible ; ils sont moins manifestes, par exemple, lorsque la peau est saine, que lorsqu'elle est dénuée de son épiderme. Les suites d'une irritation subite et inattendue sont plus évidentes, et plus surprenantes que celles d'une irritation qui a agi graduellement.

§. CXIII. *Indications.* Les stimulans sont indiqués ; 1°. Lorsque les forces vitales et les fonctions qui en dépendent sont très-affoiblies, et qu'elles ne se manifestent que d'une manière lente et imparfaite.

2°. Lorsqu'il est nécessaire ( §. VIII et suivans), pour obtenir la guérison de certaines maladies, d'exciter à un haut degré les propriétés vitales, quoique les fonctions de la partie s'exercent comme à l'ordinaire : c'est ainsi que nous excitons souvent à dessein l'inflammation, que nous augmentons les sécrétions, les excrétions, &c.

Les stimulans en raison de leurs effets multipliés, font partie de plusieurs méthodes curatives. Nous nous bornerons ici à en parler sous le rapport de leurs indications générales, et nous remettons à faire connoître les principaux remèdes de cette classe, ainsi qu'à indiquer la manière d'agir, et l'usage qu'on doit faire des uns et des autres, lorsqu'il sera question des calmans, des maturatifs, &c.

§. CXIV. *Les contre-indications* de l'emploi des stimulans actifs, et qui opèrent des changemens variés, se tirent des circonstances suivantes. 1. Il n'est presqu'aucune classe de médicamens qui soit plus susceptible que les stimulans, de recevoir dans ses effets des modifications, des divers états dans lesquels se trouve le corps. L'énergie, la durée, et l'étendue de leur action et leurs effets secondaires, sont absolument sous l'influence de l'âge, du tempérament, du régime de vie, des habitudes, de de l'idiosyncrasie, &c. de chaque individu ; c'est ce qui fait aussi que la même substance, employée de la même manière, peut opérer, tantôt des changemens à peine sensibles, et d'autres fois les phénomènes les plus surprenans. Du reste, leurs effets sont proportionnés à la délicatesse, à la sensibilité, et à l'irritabilité des fibres qui en reçoivent l'impression immédiate.

2. La sphère d'activité des stimulans un peu énergiques, ne se borne pas à un seul point ; elle s'étend quelquefois dans toute l'économie, et donne lieu à une augmentation de chaleur, à la fièvre, à des spasmes et aux accidens qui en sont la suite. L'impression reçue par l'organe avec lequel ces substances sont en contact, agit d'abord et avec plus d'intensité sur les autres qui sympathisent avec lui ; c'est ainsi que l'irritation produite par les cantharides, appliquées sur la peau, se propage jusqu'aux reins. Si donc les stimulans peuvent avoir des effets secondaires nuisibles, qu'il soit impossible de prévenir, il faut s'abstenir de leur usage.

3. L'irritation d'une partie peut être sympathique, c'est - à - dire, le résultat de l'application d'un stimulant sur un organe plus ou moins éloigné d'elle. C'est ainsi qu'une irritation exercée sur le sens de l'odorat, agit sur le diaphragme, et fait éternuer ; c'est encore de cette manière que l'on parvient quelquefois à calmer les grands désordres qui se passent dans un organe, en établissant un nouveau point d'irritation sur les parties avec lesquelles cet organe correspond ; mais comment agit cette nouvelle irritation, est-ce en déplaçant la cause irritante ? est - ce en détruisant par un mécanisme particulier et inconnu, les phénomènes

morbifiques ? C'est ce qu'il est fort difficile de déterminer.

4. Lorsque les forces nécessaires pour l'exercice de nos fonctions se trouvent dans un haut degré d'épuisement, les stimulans peuvent bien encore exciter, pour quelque temps, ces fonctions; mais si, pendant l'usage de ces moyens, on ne parvient pas à relever et à soutenir les forces, les fonctions s'affoiblissent de plus en plus, et elles finissent par s'anéantir. Toutes les substances irritantes, sur-tout lorsqu'elles agissent constamment et avec force, deviennent débilitantes, et une irritation vive et subite peut être suivie d'une prostration entière des forces.

5. On doit prolonger plus ou moins l'irritation, suivant la disposition dans laquelle se trouve le sujet qui l'éprouve, suivant l'énergie du moyen irritant, et suivant la manière dont il a été administré. Tous les stimulans ont cela de commun, que leur action est plus ou moins passagère, qu'elle s'affoiblit à mesure qu'on en prolonge l'usage, et que le corps finit par s'y accoutumer au point de ne plus en ressentir l'impression : d'après cela, si l'on avoit des effets durables à attendre de l'emploi de ces moyens, il faudroit progressivement augmenter leur énergie, ou disposer les forces de manière à ce

que n'étant point réexcitées, elles agissent avec assez d'activité.

6. Lorsque le défaut d'exercice d'une fonction ou sa lenteur, au lieu d'être dus à une débilité réelle, sont le résultat de quelques obstacles qui s'opposent au développement des forces, tous les excitans pris hors de la classe des moyens propres à détruire ces obstacles, sont nuisibles ; c'est ainsi que dans une suppression de la suppuration, qui reconnoîtroit pour cause une inflammation trop vive, ou ne feroit qu'augmenter les accidens, si l'on cherchoit à favoriser la formation du pus par l'emploi des stimulans.

7. L'action des irritans est en raison directe de la densité de la tension et de la vitalité des fibres ; d'après cela, il est facile de se rendre compte pourquoi les substances astringentes relèvent l'énergie des stimulans, et pourquoi les émolliens et les humectans peuvent la modérer et la restreindre.

8. Enfin, il faut, dans l'emploi des stimulans, avoir égard à la nature même de ces moyens ; car ils diffèrent singulièrement les uns des autres, tant par leur énergie que par leurs propriétés accidentelles ou secondaires. Telle est la raison pour laquelle un stimulant avantageux

dans une circonstance, devient nuisible dans une autre, *et vice versâ.*

§. cxv. Les stimulans employés à l'extérieur, sont,

1. Les substances volatiles d'une odeur vive et forte, le vinaigre, le vin et l'alcohol, sur-tout distillés sur des plantes d'une odeur pénétrante et aromatique; l'ammoniaque, l'odeur qu'exhalent les plumes et les cheveux grillés, &c. On expose les malades à la vapeur de ces substances, ou bien on leur introduit dans la bouche, dans les cas de foiblesses universelles spontanées, et lors des syncopes qui s'observent à la suite des opérations, même légères; mais s'il existoit déjà de l'irritation vers les parties supérieures, et de fortes congestions vers la tête, les substances très-odorantes ne pourroient que nuire; leurs effets d'ailleurs sont bien passagers.

§. cxvi. 2. La lumière solaire et la lumière en général; l'influence qu'elle exerce sur le corps en santé est suffisamment connue; elle excite une sensation agréable, et donne de l'énergie à toutes les fonctions. La lumière joue aussi un grand rôle dans la cure des maladies, tant internes qu'externes. Que l'on traite, par exemple, deux ulcères, l'un chez un individu qui reste constamment dans une chambre sombre et basse, et l'autre sur une personne qui habite un appartement bien éclairé, et qui respire habituellement un air pur : on verra bientôt le premier de ces ulcères prendre un mauvais aspect, devenir pâle, mou, fournir un pus ténu, séreux, et manifester dans son contour un gonflement œdémateux ; le second au contraire, en supposant qu'il fût de mauvaise nature, ne tardera pas à prendre une meilleure tournure, à devenir rouge, à donner un pus louable, ses bords s'affaisseront, et les bourgeons charnus croissant promptement, on aura bientôt une cicatrice solide; la lumière n'a pas une moindre influence dans les inflammations et sur-tout dans la gangrène (*).

§. cxvii. 3. Les différentes résines et gommes-résines : la poix commune, la résine, l'huile de pétrole, la térébenthine, les gommes ammoniaque et élémi, le gayac, le bdellium, le sagapénum, la myrrhe, l'assa fétida et autres substances analogues. On se sert de ces moyens : *a* en onguens et en emplâtres communément combinés aux émolliens pour décider une irritation *caléfiante*, relever l'activité des vaisseaux, augmenter et exciter l'inflammation, et

_______________

(*) « L'*air*, a dit avec raison un voyageur dont on revoit l'ouvrage chaque fois avec un nouveau plaisir, *est pour la santé le premier des alimens, et le premier des remèdes pour la maladie* ». Dupaty. *Lettres sur l'Italie.*

pour favoriser la résolution et la suppuration dans les tumeurs dures, dans les inflammations, dans les abcès et les ulcères. *b*. En teintures spiritueuses que l'on applique sur les ulcères, et en particulier sur la carie, dans le premier cas, pour déterminer une irritation, et dans le second, pour accélérer l'exfoliation. L'assafœtida, outre sa qualité stimulante possède encore les propriétes anti-spasmodiques à un degré éminent, ce qui la rend un remède infiniment précieux, notamment dans les spasmes avec tension des fibres ; dans les spasmes intestinaux, par exemple, on l'emploie en lavement. On sait également, que prise intérieurement ou appliquée à l'extérieur dans la carie humide, elle change avantageusement la nature de l'écoulement ichoreux.

§. CXVIII. 4. Les baumes naturels et artificiels: les derniers ne sont rien autre chose que les gommes et les résines précitées ou autres, dont on a diminué la consistance par l'addition de la térébenthine, des huiles et autres substances analogues, et auxquelles on a ajouté les huiles essentielles des plantes aromatiques ; de ce genre sont les baumes d'arcœus, de locatelli, de vie, &c. Aux baumes naturels appartiennent ceux du Pérou, de la Mecque, de Tolu, de Copahu. Les uns et les autres s'emploient dans les cas exposés ci-dessus (§. cxvii.); mais principalement pour exciter et entretenir la suppuration : les plus volatils servent encore pour faire des frictions sur les parties paralysées.

§. cxix. 5. Les fumigations : on les obtient en jetant sur les charbons, diverses substances résineuses, telles que l'encens, le mastic, la gomme animé, le benjoin, la caranne, le ladanum, le copal, l'oliban, le storax, le tacamahaca, &c. ou les bois, racines et herbes aromatiques. On dirige, aussi chaudement que possible, les vapeurs de toutes ces substances sur les parties que l'on a l'intention de stimuler. La chirurgie retire de grands avantages de ce procédé dans les extravasations pour faciliter la résorption des fluides ; dans l'engorgement des vaisseaux inactifs ; dans l'insensibilité ; dans le relâchement et dans les paralysies. Le camphre appliqué à l'extérieur agit d'une manière analogue : en vertu de ses particules volatiles, il relève l'activité des petits vaisseaux, et amène ainsi la résolution des inflammations et la fonte des engorgemens qui reconnoissent le relâchement pour cause ; il rend aussi le mouvement et le sentiment aux parties paralysées.

§. cxx. 6. Les aromates exotiques chauds, ainsi que leurs huiles essentielles : le girofle, la cannelle, le cardamome, l'essence de cannelle,

et semblables. Les huiles s'emploient en frictions sur les membres paralysés ; dans les caries, on en verse quelques gouttes sur la partie
altérée de l'os, afin de favoriser la mortification
et d'activer l'exfoliation. On se sert encore des
aromates sous d'autres formes : dans les foiblesses d'estomac, on en applique les poudres,
imbibées d'esprit-de-vin, sur l'ombilic, ou bien
on frotte la même région avec les huiles susdites.

§. CXXI. 7. Les différentes parties des plantes
indigènes légérement odorantes : les fleurs et les
herbes de marjolaine , de mélisse, de menthe
crépue et poivrée, de lavande, d'origan, de
marrube, de scordium, de pouillot, de roma-
rin, de rue, de sauge, d'hysope, de serpolet, de
thim , de camomille, de mille-feuille; les semences d'anis, de fenouil, de coriandre, de carvi, de
nielle et beaucoup d'autres. Toutes ces plantes
n'ont qu'une action bien foible, et on ne s'en
sert que dans les cas qui ne nécessitent qu'une
irritation, et une constriction modérées des
fibres. Les différentes formes sous lesquelles on
les emploie sont les suivantes : *a* des décoctions
aqueuses ou vineuses pour les fomentations et
les lavemens légèrement stimulans : *b* des cataplasmes ( §. LXXX, 2, *c* ) ; des eaux distillées et
des liqueurs spiritueuses ( §. CXV. ) tant vantées
autrefois sous les noms d'eaux *vulnéraires*,

L ij

d'arquebusade, quoiqu'elles contribuent à peine à la guérison des plaies.

§. CXXII. 8. Les amers : les racines de gentiane, de chicorée, de pissenlit, de chiendent; les herbes de trèfle d'eau, de chardon bénit, de petite-centaurée, de fumeterre, d'absynthe, de rue, de scordium, de tanaisie, de mouron; les têtes de houblon, le suc d'aloës, la coloquinte, le fiel des animaux, &c. On fait avec les décoctions ou les infusions aqueuses de ces substances, des lavemens qui jouissent des propriétés d'accélérer et de renforcer l'action péristaltique des intestins et d'augmenter les selles; d'attirer les humeurs vers les viscères abdominaux; de favoriser la circulation ventrale, et d'amener la résolution des engorgemens des vaisseaux de cette région. Les matières ainsi atténuées, sont évacuées sous différentes formes, et on les nomme *infarctus* (matières *obstruantes*). L'usage trop long-temps continué des lavemens stimulans, est souvent suivi du relâchement et de la distension des intestins, de la spoliation de leur enduit naturel, et de l'apparition du flux hémorrhoïdal; ces lavemens excitent à l'acte vénérien, et le moindre inconvénient attaché à leur emploi, c'est que l'on s'y accoutume promptement, et que l'on finit par ne plus avoir de selles sans leur secours. Les la-

vemens préparés avec la décoction des feuilles
de tabac, et ceux de fumée de cette plante,
administrés à l'aide d'une machine particulière,
sont plus actifs que les précédens. On s'en sert
pour déterminer une vive irritation sur le tube
intestinal, dans l'intention de réveiller les forces
vitales, comme dans l'asphyxie, et dans d'autres
circonstances pour opérer une forte révulsion
des parties supérieures, pour exciter à une contraction énergique, les intestins relâchés, inactifs, obstrués par le dégagement des fluides aériformes, ou bien encore pour faciliter la rentrée
d'une hernie et pour rendre aux intestins, leur
position naturelle, dans les cas d'entortillement
et d'invagination. Mais on ne peut se permettre
de les administrer qu'après s'être assuré qu'il
n'existe aucune autre contre-indication de l'u-
sage des stimulans : quelquefois d'ailleurs, l'introduction de la fumée de tabac provoque au vomissement.

§. CXXIII. 9. Les remèdes âcres (*acria, rubefa-
cientia, vesicatoria*) : la clématite, la renoncule,
l'arnica, l'arum, l'euphorbe, la moutarde, le
raifort, le garou, les mouches cantharides. Nous
employons les dernières, ainsi que quelques
autres substances âcres, dans plusieurs intentions particulières, mais sur-tout pour procurer
quelques écoulemens : il en sera question dans

la suite. — Les phénomènes généraux qui suivent l'application des âcres à la peau, sont
une légère sensation d'ardeur et de prurit, qui
dure un certain temps, quoique le stimulus ait
été foible et son application de peu de durée; la
rougeur de la peau, une inflammation plus ou
moins étendue, et la formation d'une vessie
remplie de sérosité. Lorsqu'on a enlevé l'épiderme, il reste une ulcération, que l'on peut
entretenir pendant un temps assez long, en réi-
térant de temps à autre l'irritation. Ces effets
locaux apportent de grands changemens dans le
reste du système; ils relèvent les forces vitales
et donnent quelquefois naissance à la fièvre et
aux spasmes : les humeurs de tous les points
de la circonférence se portent vers le lieu
irrité, et les douleurs, les inflammations, les
spasmes de différens organes se dissipent souvent. C'est uniquement pour l'irritation qu'ils
produisent que l'on emploie la moutarde, le
raifort et les cantharides dans les fièvres accompagnées d'une prostration subite des forces,
dans l'apoplexie et dans les paralysies ; mais
pour se servir de ces moyens avec sécurité,
il ne faut pas que les parties soient enflammées,
infiltrées ou autrement lésées, qu'il y ait tendance à la putridité, ni que les humeurs soient
dans un haut degré de dissolution et de septi-

cité : ces préceptes sont sur-tout de rigueur pour les cantharides, dont il est toujours absorbé quelques particules volatiles qui augmentent la dégénérescence des fluides, et produisent quelquefois des ischuries très-rebelles. On peut néanmoins prévenir ce dernier accident ou au moins y remédier, par d'abondantes boissons mucilagineuses et en saupoudrant l'emplâtre vésicatoire de camphre.

On applique les sinapismes et les vésicatoires non-seulement sur les parties paralysées, mais encore sous la plante des pieds, aux mollets, aux lombes, aux bras, à la nuque, sur le thorax. On malaxe à cet effet des cantharides en poudre, avec du levain ou un emplâtre agglutinatif, ou bien on se borne à en saupoudrer les endroits dénués d'épiderme : de cette dernière manière, elles produisent une vive irritation et sont facilement absorbées. Les sinapismes se composent de moutarde broyée et de raiforts râpés, humectés de vinaigre. Lorsqu'on veut augmenter et accélérer l'action de ces médicamens, on rubéfie la partie en la frottant à sec ou avec du vinaigre, &c. Les décoctions aqueuses ou vineuses de moutarde servent de bains dans lesquels on plonge les membres paralysés. La clématite, la renoncule et sur-tout le garou , sont préférables lorsqu'il s'agit de procurer une irritation cons-

tante et d'entretenir un flux séreux habituel.
Les décoctions aqueuses ou vineuses conviennent pour résoudre les stases humorales, spécialement le sang extravasé, coagulé, et pour exciter les absorbans à recevoir de nouveau ces
humeurs. L'euphorbe pulvérisée ou dissoùte
dans l'alcohol, s'emploie dans la carie, pour
aider la mortification de la partie viciée de l'os
et accélérer l'exfoliation.

§. cxxiv. 10. Les alcalis : les fixes ne sont mis
en usage que comme *caustiques ;* les volatils le
sont encore, à cause de leur qualité stimulante,
soit pour agir sur l'organe de l'odorat (§. cxv),
soit comme linimens volatils (§. lxxvi), pour
rendre de la mobilité aux matières engorgées,
dissiper les inflammations modérées, et pour
favoriser la résorption des fluides extravasés.

§ cxxv. 11. Les sels neutres : les sulfates de
soude et de magnésie, le nitrate de potasse, &c.
s'ajoutent aux lavemens irritans pour provoquer
des selles promptes et opérer une révulsion des
autres parties.

§. cxxvi. 12. Les substances douces : le sucre,
le miel et la manne, s'emploient dans les lavemens légèrement irritans.

§. cxxvii. 13. Les substances chaudes et la chaleur : il a été déjà question (§. lxii — lxxxv ) de
la manière de s'en servir. Les bains très-chauds

qui vont jusqu'à faire éprouver un sentiment d'ardeur à la peau, et de préférence ceux des décoctions des plantes âcres et irritantes, le résidu de la distillation de l'eau-de-vie, &c. se prescrivent en pédiluves dans les cas d'insensibilité et de débilité extrêmes : ils opèrent une forte révulsion des parties supérieures, en même temps qu'ils produisent une vive irritation, qui relève les forces languissantes. C'est dans la même intention que depuis peu on a remis en vogue la cautérisation actuelle de la plante des pieds et même de la tête, dans l'apoplexie. On conseille dans les plaies vénéneuses, comme la morsure du chien enragé, l'application du fer rouge, afin de décider une inflammation vive suivie d'une suppuration abondante. Le moxa, qui n'est autre chose qu'un petit cône de coton que l'on fait lentement brûler sur nos parties, s'emploie dans les mêmes circonstances ; il produit, à peu de chose près, les même effets que les cantharides : on s'en sert pour relever le ton des organes affoiblis, paralysés, pour résoudre les engorgemens, pour calmer une irritation par une autre, enfin pour procurer un écoulement séreux par la peau.

§. CXXVIII. 14. L'exercice est un des stimulans les plus efficaces dans les paralysies et l'immobilité des membres dues à la stase des humeurs ;

il est encore singulièrement avantageux lorsqu'il s'agit d'opérer une excitation générale.
Dans ces cas, si le malade est très-foible, on le
fait porter dans une machine suspendue, dans
une voiture, &c. (*gestatio*), afin de ne pas dé-
penser le reste de ses forces ; mais s'il est capable de s'exercer par lui-même, on lui recommande la promenade, l'équitation et différens
ouvrages de la main, qui puissent le distraire
sans trop fatiguer (*exercitatio*). De cette manière
on est quelquefois parvenu à guérir des maladies
rebelles, et qui avoient résisté aux remèdes les
mieux combinés et les plus énergiques.

§. CXXIX. 15. Depuis les temps les plus reculés,
on a reconnu l'efficacité des frictions, trop né-
gligées de nos jours. Lorsqu'on veut stimuler de
cette manière quelques parties, on passe dessus
en différens sens et lentement, la main seule ou
armée d'un cuir, d'une brosse ou d'une flanelle
soit sèches, soit imprégnées de vapeurs résineuses (§. CXIX), jusqu'à ce qu'on ait décidé de
la rougeur et une tuméfaction légère à la peau.
Ce procédé, réitéré suivant les circonstances,
peut amener des changemens très-salutaires dans
l'économie ; il remédie à la foiblesse, aux paralysies, aux douleurs, aux spasmes, &c. &c. Il excite
les fibres à une plus vive action, et en modérant
leurs oscillations extraordinaires ; il favorise la

circulation, augmente l'aptitude des lymphatiques pour l'absorption ; de là les révulsions
et dérivations, la fonte des engorgemens et
des humeurs extravasées, ainsi que la réception
de ces matières dans la masse générale des humeurs ; de là encore une meilleure nutrition ;
la chaleur augmente sensiblement dans la partie
frottée, et la transpiration s'y fait plus abon-
damment. Les frictions ont encore l'avantage
d'aider l'action des humectans, des émolliens,
des dessiccatifs et des astringens. Une douce titil-
lation des organes doués d'une grande sensibilité, de la région épigastrique, des parties génitales, par exemple, agit si fortement sur le
système nerveux et même sur l'imagination,
qu'elle donne naissance à des phénomènes surprenans, et en calme d'autres ; c'est là - dessus que sont fondés les effets du magnétisme
animal.

§. cxxx. 16. Quelques autres stimulans mécaniques : la flagellation, les verges, l'urtica-
tion, &c., s'emploient dans la paralysie et dans
la manie accompagnée d'insensibilité. L'habitude de porter une étoffe de laine ou de poils, sur
la peau à nu, en irritant continuellement cet
organe, l'échauffe et favorise la transpiration.
L'application des ventouses sèches produit des effets à-peu-près analogues, quoique plus intenses.

C'est sur-tout sur les parties calleuses , gangré-
nées que l'on pratique les piqûres(*acupuncturæ*)
et les scarifications, afin de hâter la chute
des parties inutiles. La suspension d'un poids
aux membres paralysés , et plusieurs autres
moyens semblables, appartiennent encore ici.

§. cxxxi. 17. L'électricité. Le fluide électrique est une matière particulière presqu'univer-
sellement répandue dans la nature, et qui,
particulièrement lorsque l'on échauffe, ou que
l'on frotte les corps qui la contiennent, manifeste sa présence, par l'apparition d'une lumière vive ou par la scintillation. L'homme,
durant la vie est pourvu d'une certaine quantité
de ce fluide que l'on peut augmenter ou diminuer : dans le premier cas, il est électrisé *positivement* ou en *plus* , et dans le second, *négativement* ou en *moins*. On éprouve dans les
deux circonstances, mais notamment dans la première , une irritation que l'on peut renforcer ou
affoiblir à volonté. Les effets de cette irritation
ne paroissent pas être différens de ceux que produisent les autres stimulans , du moins il n'a
point été démontré jusqu'ici , que l'électricité
agisse sur l'économie animale d'une manière par-
culière. L'électricité convient, ainsi que les autres stimulans, dans le défaut de sensibilité ,
dans la foiblesse, le relâchement et dans les pa-

ralysies, en ce qu'elle relève l'énergie des forces vitales ; dans les stases humorales produites par l'inertie des vaisseaux, pour atténuer les matiè-res et en favoriser l'absorption ; dans les sup-pressions, et sur-tout dans celles des évacuations sanguines, pour aider et rétablir les évacua-tions ; dans les douleurs et les spasmes ; enfin, elle agit comme calmant.

Les instrumens dont on se sert pour l'élec-tricité médicale, sont :

*a.* Une machine électrique ordinaire consis-tant dans un globe, un tube, ou un plateau de verre. Par sa révolution et son frottement sur le frottoir, il se développe une grande quantité de matière électrique qui, probablement, est continuellement soutirée du sein de la terre, par les corps voisins de la machine, comme la chaîne de métal qui sort du frottoir : cette matière, ainsi extraite, passe du globe ou plateau de verre.

*b.* Au premier conducteur qui lui est conti-gu, et qui souvent communique avec une ou plusieurs bouteilles de Leyde. Le conducteur est un cylindre de métal ou de bois, garni de métal, d'une longueur et d'un diamètre indé-terminés, posé sur des pieds de verre, sur de la poix, ou suspendu par des cordons de soie bleue, et par conséquent isolé. Les bouteilles de Leyde sont des bouteilles de verre ordinaire, en partie remplies de limaille, ou d'autres substances métalliques, qui se chargent d'une certaine quantité de matière électrique que retient le verre.

*c*. Un *tabouret* monté sur des pieds de verre, ou posé sur de la poix, *isoloir, tabouret isolateur, tabouret électrique*, pour isoler les malades que l'on fait tenir dessus, assis ou debout.

*d*. Différentes chaînes ou verges de métal, dont quelques - unes portent à une de leurs extrémités, des pointes de métal et de bois, et un cylindre de verre pour les isoler.

*e*. Divers instrumens enfin propres à électriser certaines parties, une dent par exemple.

Pour électriser *positivement* le corps entier, ou quelques-unes de ses parties, ou pour mieux dire pour leur communiquer une masse de fluide électrique plus grande que celle dont ils sont pourvus, on met en usage les procédés suivans, qui tous, stimulent à des degrés différens.

1°. *Le bain électrique*. Le malade placé sur l'isoloir, tient à la main une chaîne dont l'extrémité communique avec le conducteur, ou avec l'intérieur d'une bouteille de Leyde, et on fait tourner la machine. Cette électrisation, qui dure aussi long-temps que la personne reste sur le tabouret, est d'autant plus forte, que l'on tourne avec plus de rapidité. Pendant cette opération, le pouls s'accélère, la chaleur et la transpiration augmentent ; survient quelquefois un écoulement de sueur ou de sang, ce qui fait que plusieurs individus ne peuvent point supporter ce léger degré d'électricité, sans éprouver diverses incommodités, des maux de tête, etc.

2°. *Le courant électrique.* On s'en sert surtout dans le relâchement et dans les engorgemens des organes. Le malade, isolé comme ci-dessus, on met en contact avec lui, du côté opposé à celui par lequel doit passer le courant, une chaîne qui part du premier conducteur : si, par exemple, il étoit question de faire passer le courant par la matrice, on appliqueroit la chaîne sur le sacrum, et l'on tiendroit devant les pubis, à une certaine distance de la peau, une ou plusieurs pointes de métal pour attirer le fluide électrique, et l'obliger, en quelque sorte, à traverser avec rapidité l'organe indiqué.

5°. *L'aigrette électrique* (*). Si l'on adapte au conducteur une pointe de métal ou de bois, et qu'on fasse mouvoir la machine, on voit,

_______________

(*) L'auteur a placé l'électricité par aigrette après celle par étincelles ; mais cette dernière n'ayant pas

sur-tout dans l'obscurité, le fluide électrique sortir par cette pointe sous la forme d'une aigrette lumineuse. Cette sorte d'émanation fait éprouver à la peau la sensation d'un souffle léger, elle a une odeur de phosphore (*) et une saveur *aigre* et métallique. Le courant qui se fait par l'intermède d'une pointe de bois, est plus fort que celui que produit une pointe de métal. Lorsqu'il est nécessaire de stimuler des parties fort sensibles et délicates, on en approche un tube de verre dans lequel est renfermée une pointe de laquelle part le courant. C'est ainsi que l'on conduit ce souffle sur l'œil dans les différentes espèces d'amaurosis, dans l'oreille, dans les surdités, sur la langue, dans la paralysie de cet organe.

4°. *Les étincelles électriques.* Lorsqu'avec une boule de métal surmontée d'un manche de verre avec le doigt, &c. on touche un individu isolé, et qui est électrisé, on apperçoit une étincelle, et l'on éprouve dans l'endroit touché la sensation d'une piqûre. La grandeur de l'étincelle, et la sensation qu'elle a imprimée

---

autant de rapport en raison de son énergie et de ses effets avec l'électricité, n° 2, que celle par aigrette; je me suis permis une transposition.

(*) L'auteur dit, odeur de soufre, *Schwefelichten Geruch.*

sont proportionnées à la quantité de fluide accumulé dans l'individu : la rougeur de la peau est quelquefois la suite de cette opération. Si le contact se fait par l'intermède d'une étoffe de laine dont la surface soit recouverte de poils, la douleur est moins vive, et il sort d'une grande surface beaucoup de petites étincelles. On met ces divers procédés en usage dans les engorgemens, les infiltrations et les paralysies. On peut encore faire tirer aux parties affectées, des étincelles d'un conducteur chargé ou de la bouteille de Leyde, sans que le malade soit isolé, et les résultats en sont les mêmes. L'usage constant et souvent réitéré des étincelles, détermine la fonte des engorgemens, amène la résolution des tumeurs froides, et rend le mouvement aux organes paralysés ; mais il faut s'abstenir de cette sorte d'électrisation pour les parties très-délicates et sensibles.

5°. *La commotion électrique* est la dernière méthode et la plus énergique. Si l'on tient d'une main, une chaîne de métal, en communication avec la garniture extérieure d'une bouteille de Leyde, et que de l'autre main on touche le crochet de métal qui sort de cette bouteille, on éprouve dans les deux bras et à la poitrine une secousse proportionnée à la charge de la bouteille. On peut faire passer ce choc par toutes les parties du corps indistinctement, et même par une dent. Souvent répétée, mais d'une manière foible et peu douloureuse, la commotion électrique devient fort avantageuse pour résoudre les humeurs en stagnation, pour accélérer la circulation, favoriser l'absorption et pour rendre la force et le mouvement aux parties foibles et paralysées (*).

Lorsqu'il s'agit d'électriser négativement une personne, après l'avoir isolée, on la fait communiquer avec le frottoir également isolé, et l'on fait mouvoir la machine. Ce moyen a été très-préconisé pour remédier aux spasmes, aux douleurs et autres affections que l'on prétendoit être la suite d'une trop grande accumulation de matière électrique. Mais comme il n'est pas bien démontré que cette surcharge, en supposant qu'elle pût avoir lieu, soit la cause des maladies que nous venons d'énumérer, et comme d'ailleurs, il n'est pas mieux prouvé qu'à l'aide du procédé décrit, on opère une soustraction réelle du fluide électrique, on n'a jusqu'ici, que très-peu fait usage de cette sorte d'électrisation (1).

---

(*) Le galvanisme dont on se sert de nos jours, de préférence à l'électricité, dont il n'est qu'une modification, jouit à-peu-près des mêmes propriétés, et s'emploie dans les mêmes circonstances.

(1) Ceux qui desireroient avoir de plus grands détails·

18. L'aimant (*magnes*), et la musique. Les effets du premier ne sont pas encore bien connus ; on en fait frotter ou couvrir les différentes parties du corps. Quant à la musique, elle excite, ou calme, suivant son genre, certaines passions ; on peut d'après cela, s'en servir tantôt comme d'un stimulant capable de ranimer les forces abattues, et d'autres fois comme d'un excellent calmant.

Il existe encore une infinité de moyens curatifs qui deviennent secondairement excitans ; tels sont entre autres , les fomentations chaudes et froides, les bains de vapeurs et de douches, les émolliens âcres, plusieurs dessiccatifs et astringens, le vin, l'alcohol et les acides, les caustiques ; quelques évacuations, comme la saignée, les sang-sues, les ventouses scarifiées, les cautères, les sétons, &c. Les applications de la main et les opérations même les plus légères, causent presque toujours une irritation plus ou moins vive.

---

sur l'électricité, peuvent consulter l'*Histoire de l'électricité*, par K. G. Kuehn, *Geschichte der Electricitaet,* 2 *Th.* Leipzic, 1785, in-8. *l'Électricité du corps humain*, par Bertholon, 2 vol. *in* 8. Paris, 1786 ; et l'ouvrage de J. L. Boeckmann, *Emploi de l'électricité dans les maladies*, *Ueber Anwendung des Electricitaet bey Kranken*, *in*-8. Durla 1787.

M ij

# CHAPITRE XI.

## *Méthode calmante.*

§. cxxxiii. Les calmans sont des moyens capables de détruire ou de modérer l'exaltation des forces de la vie. Ils sont indiqués dans les tensions, les spasmes, les douleurs, les évacuations trop abondantes et autres affections (§. cxii) qui reconnoissent pour cause, soit un excès d'irritabilité et de sensibilité, soit la présence d'un stimulus interne ou externe insolite. Ils sont nuisibles au contraire, toutes les fois qu'il s'agit de soutenir ou de relever les forces ; ainsi il ne faudroit point affoiblir la douleur ardente et pongitive des inflammations qui tendent à la suppuration, si tout étoit disposé pour cette terminaison favorable. On peut en dire autant de beaucoup d'évacuations salutaires, &c.

§. cxxxiv. La plupart des méthodes curatives nous fournissent des calmans : souvent en effet, nous pouvons diminuer la tension des fibres et des vaisseaux, et éloigner des matières irritantes, par l'emploi des tempérans, des révulsifs, des évacuans, et sur-tout de la saignée. Toute la science du médecin consiste en général ,

1°. A éloigner les causes occasionnelles de l'irritation ; ainsi, on extrait des plaies, les esquilles, les balles et autres corps étrangers qui donnent naissance à des douleurs vives, à des spasmes, &c. ; on détourne ou mieux encore on évacue des organes qu'elles irritent, les humeurs et les acrimonies qui se sont ramassées, extravasées ou corrompues ; on calme les passions violentes ; on éloigne des malades, tout ce qui, apporté du dehors, comme les alimens, les boissons stimulantes et échauffantes, l'air vicié, &c., pourroit déterminer de l'irritation.

§. cxxxv. 2°. A affoiblir, par les moyens appropriés, l'irritation, lorsqu'il n'est pas possible d'en détruire la cause: on emploie, par exemple, les humectans, pour atténuer ou rendre inactives les matières âcres et irritantes ; les émolliens, les mucilagineux, les graisseux, pour paralyser et affoiblir l'impression qu'elles portent sur les fibres ; les évacuans, les révulsifs, &c. pour émousser et affoiblir peu à peu l'irritation, ou bien nous cherchons à diriger l'action du stimulus, sur des organes où son impression pourra être moins vive. Il n'est pas rare de voir des phénomènes surprenans, se manifester dans un lieu éloigné du siége de l'irritation, en sorte que les malades ressentent souvent cette dernière, se propager suivant le cours des nerfs. On remédie quelquefois à ces accidens sympathiques, en comprimant les nerfs entre le lieu de l'irritation et celui où elle va aboutir; c'est ainsi qu'on applique avantageusement un bandage compressif sur les jambes dans les cas où une irritation de ces parties se prolonge jusqu'au cerveau (*).

§. CXXXVI. 3°. A détruire en totalité les nerfs qui reçoivent et transmettent l'impression. Ce précepte ne trouve son application que dans les cas où les cordons nerveux sont peu considérables, et seulement lorsque tous les autres moyens ont été infructueux. Ainsi on achève de diviser un nerf qui ne l'est qu'incomplètement, pour calmer les accidens résultant de cette lésion, on détruit par le cautère actuel ou potentiel, le nerf d'une dent cariée très-douloureuse; on fait dans les odontalgies violentes, la section du

---

(*) Dans l'épilepsie, précédée de l'*aura epileptica*, par exemple, «CULLEN eut recours à ce procédé chez un jeune homme dont l'*aura* commençoit par la main : il fit constamment appliquer un tourniquet au-dessus du coude par ce moyen il prévint souvent l'accès en augmentant la compression dès que l'*aura* commençoit à paroître ». CULLEN, *Élémens de Médecine - Pratique*, tom. 2, page 552, traduction de M. BOSQUILLON.

rameau du nerf sousorbitaire ( *infra orbitalis* ) qui se rend aux dents (*). Les lésions des parties tendineuses font aussi souvent éprouver de vives douleurs qui sont la suite de la tension, et qu'on ne peut appaiser qu'en divisant entièrement les fibres tendues. Ici appartient encore l'extraction des parties qui entretiennent une irritation constante, comme les os cariés, les tumeurs cancéreuses, &c.

§. cxxxvii. 4°. A établir une *contre-irritation*. Les médecins pensent qu'il ne peut pas exister en même temps de la douleur dans deux endroits différens (**). Quoique cette assertion ne soit pas généralement vraie, il est cependant d'observation journalière, qu'une irritation nouvelle

---

(*) L'auteur est dans l'erreur à l'égard de cette opération. Le nerf dentaire antérieur, le seul dont il ait voulu parler, est renfermé dans un canal osseux qui le rend inaccessible à nos instrumens : ce rameau, fourni par le maxillaire supérieur ( branche de la cinquième paire ) près de l'extrémité antérieure du canal sous orbitaire, marche de derrière en devant à côté du tronc qui lui a donné naissance, s'engage bientôt dans le conduit dentaire antérieur, et descend le long de la paroi antérieure du sinus maxillaire. *Voyez les Traités de Névrologie de* MM. Sabatier, Boyer, etc.

(**) Cette sentence est d'Hippocrate. *Duobus doloribus simul obortis, non in eodem loco, vehementior obscurat alterum.* Aph. 46, sect. ii.

affoiblit, dissipe ou du moins fait oublier celle qui existoit auparavant. Un léger chatouillement, le gratement, et les frictions faites sur un organe irrité, tendu, douloureux, spasmodiquement contracté ou même sur une partie avec laquelle cet organe sympathise, calme souvent tous ces symptômes, et amène quelquefois le sommeil ; c'est sur ces phénomènes que sont fondés les effets calmans du *magnétisme animal*. Les vésicatoires appaisent quelquefois les spasmes et les douleurs des parties les plus éloignées, à l'instant où ils commencent à agir sur l'organe cutané. Mais il ne faut chercher à exciter une *contre-irritation* que lorsqu'il n'est pas possible d'éloigner de suite la cause irritante, et que lorsqu'on est bien convaincu de ne pas augmenter ainsi l'irritation existante ; sous ce rapport le vésicatoire peut en même temps détourner et évacuer une matière irritante. C'est dans ces diverses intentions qu'on applique les mouches sur la poitrine, dans les inflammations et les spasmes internes ; sur le bas-ventre, dans les mêmes affections du diaphragme, de l'estomac et des intestins, dans les *entérodynies*, ( *coliques* ) &c. Les ventouses sèches agissent d'une manière analogue. Il ne sera pas inutile de remarquer, en passant, que les cantharides deviennent fort nuisibles dans les irritations des voies urinaires.

§. CXXXVIII. 5°. Les odeurs fortes, comme celles de plumes, de corne, de cheveux grillés, de camomille, d'assa-fœtida, de castoréum, d'esprit volatil de corne de cerf, &c., font cesser d'une manière presque spécifique, les spasmes hystériques et hypochondriaques.

§. CXXXIX. 6°. Lorsque l'on a tout employé infructueusement, ou du moins lorsque les moyens dont on s'est servi n'agissent pas assez promptement et d'une manière durable, la seule ressource qu'il reste, c'est de rendre les fibres insensibles à l'impression des stimulus. On y parvient *a*. Par l'emploi des *humectans* et des *émolliens*. Nous avons déjà fait observer que les fibres dans l'état de mollesse et de relâchement, étaient plus susceptibles d'éprouver l'action d'un stimulus quelconque : les bains, les fomentations et les cataplasmes chauds, les huiles et les onguens doux, les lavemens (§. LXX et LXXXI), sont en effet, d'excellens anodyns et antispasmodiques.

*b*. Il est d'observation que la sensibilité et la délicatesse des fibres sont en raison directe de leur relâchement ; c'est pourquoi les *astringens* deviennent dans ces cas d'excellens calmans.

*c*. A l'aide des calmans proprement dits ( *le-*

*nientia, anodyna, antispasmodica, sopientia, soporifera, narcotica, stupefacientia, sedativa, paregorica*). Ici appartiennent quelques-unes des plantes indiquées ci-dessus ( §. LXXIX. 1 ); les têtes fraîches ou sèches de pavot, l'herbe et les semences de jusquiame, l'herbe de pomme épineuse et de belladonne et par-dessus tout, l'opium: les premières de ces substances en décoctions aqueuses et l'opium en dissolution, entrent dans la composition des cataplasmes et quelquefois des onguens et des emplâtres calmans. On dirige la fumée des semences de jusquiame sur les dents cariées et douloureuses. Les fomentations calmantes souvent réitérées et dans lesquelles on a fait entrer l'opium à grande dose, comme à celle d'un gros, sont de la plus grande utilité dans les inflammations qui menacent de passer à la gangrène, et qui sont excitées par des matières irritantes très-actives, et accompagnées de sensibilité excessive et de douleurs considérables. Elles conviennent également dans les ulcères qui fournissent une sanie très-âcre et corrosive, dont les chairs sont bleuâtres, sensibles, douloureuses, et qui tendent à la putridité. Ces fomentations et les onguens de même nature ( §. CXVII ), sont indispensables, lorsqu'il s'agit de résoudre les tumeurs et les engorgemens entretenus par la tension et le spasme des vaisseaux. Les lavemens

calmans conviennent parfaitement dans les cas
où les intestins souffrent de tension, de spasme ,
où le canal alimentaire est affecté d'acrimonie ;
dans les fortes inflammations des organes voisins du rectum, des parties génitales, de la matrice, des voies urinaires, &c.; enfin dans les rétentions d'urine occasionnées par l'inflammation ou le spasme. Lorsque le cas est pressant ,
on peut réitérer toutes les heures ces lavemens et
leur ajouter jusqu'à un gros d'opium. Les sup-
pressions qui reconnoissent pour cause une constriction spasmodique cèdent facilement aux antispasmodiques employés suivant les circonstances en bains, en fomentations, en injections, &c.

L'usage extérieur des narcotiques à haute
dose, n'expose à aucun des dangers que l'on a
à redouter de leur administration interne. Plus
l'irritation est vive, et plus promptement aussi
il faudra recourir aux calmans, et les employer
plus fréquemment et à plus haute dose. Les
narcotiques n'agissant pas directement sur la
cause irritante, ils ne sont que des moyens
palliatifs qui aident et facilitent cependant sa
destruction : l'odeur seule de quelques-uns d'entre eux, suffit pour jeter dans la stupeur et le
sommeil, et sous ce point de vue, ils ne sont
pas exempts de danger.

§. CXL. Le froid ( §. LXXXIX. ) qui est un as-

tringent très-stimulant, devient sédatif lorsque
son impression est vive et soutenue : le chirurgien l'emploie néanmoins rarement sous ce
rapport.

# CHAPITRE XII.

*Méthode rafraîchissante et anti-phlogistique*
( Methodus temperans, refrigerans, præcipi-
pitans et antiphlogistica ).

§. CXLI. LES moyens à l'aide desquels on modère
la chaleur extraordinaire du corps, s'appellent
*rafraîchissans, tempérans, réfrigérans* : lorsque cet excès de chaleur est accompagné d'inflammation, on se sert des plus énergiques de ces
moyens, et ils prennent alors le nom d'*antiphlogistiques*. A la rigueur cette méthode curative
devroit faire partie de la précédente, puisque
l'augmentation de la chaleur, et plus encore
l'inflammation, sont presque toujours la suite
d'une irritation particulière qui stimule certaines fonctions de l'économie.

§. CXLII. *Indications.* Une chaleur extraordinaire, une violente agitation du sang, les fièvres
aiguës, et sur tout du genre inflammatoire, et
les inflammations tant externes qu'internes.

*Contre - indications.* Une grande foiblesse ,

les fièvres que détermine la nature pour introduire dans le système des changemens salutaires, comme pour opérer la coction d'une matière morbifique, pour provoquer des sueurs ou une éruption salutaire, et les inflammations qui doivent se terminer par suppuration.

§. CXLIII. Le chirurgien trouvera tracée, dans les préceptes suivans la marche à tenir dans l'emploi de la méthode tempérante et antiphlogistique. -

1°. On doit garantir le malade de l'impression de toutes les causes extérieures qui, par leur irritation, pourroient augmenter la chaleur et l'inflammation ( §. CXXXIV ).

2°. On doit proscrire les stimulans et les échauffans ( chap. X. ), qui tous agissent en irritant directement les parties affectées, ou en accélérant la circulation.

3°. Un air pur, frais et souvent renouvelé, ainsi qu'un lieu commode, propre et peu échauffé, rendent la chaleur beaucoup plus supportable.

4°. Les humectans et les émolliens deviennent souvent d'excellens antiphlogistiques.

5°. C'est sur-tout ici qu'appartiennent les astringens, et entre autres quelques applications froides, la neige, la glace, les fomentations de Schmuker, les préparations de plomb, et en général tous les moyens connus sous la dénomination *d'antiphlogistiques externes;* il en a été déjà question ( §. xcxiv ).

6°. La saignée, qui est incontestablement le premier des antiphlogistiques, est aussi du domaine de la chirurgie : nous verrons dans la suite qu'elle convient ici sous plus d'un rapport.

7°. La chaleur, de même que la prolongation et la dégénérescence d'une inflammation, dépendent souvent d'une accumulation des excrémens, des urines, d'une collection de pus, &c., nous indiquerons plus bas, comment on devra se comporter dans l'évacuation de ces matières.

8°. Les révulsifs sont quelquefois avantageux, dans une chaleur excessive des parties supérieures, et dans presque toutes les inflammations accompagnées d'une congestion forte, et qui doit être promptement amenée à résolution.

9°. Les calmans sont d'excellens tempérans dans la chaleur insolite et dans les inflammations qui doivent leur origine à une cause irritante qu'il est impossible d'enlever de suite; à un excès de sensibilité, d'irritabilité, de tension et d'oscillation des fibres.

10°. Enfin, lorsque le développement de la chaleur est le résultat de la décomposition et de la putridité des humeurs et des solides, ce qui est fort rare, les seuls moyens que l'on puisse y opposer, se tirent de la classe des antiseptiques.

---

# CHAPITRE XIII.

## *Manière de favoriser la suppuration.*

§. CXLIV. LA nature altère et change souvent la matière morbifique, au point de la rendre innocente, et dans beaucoup de circonstances, propre à l'évacuation : c'est ce travail que l'on nomme *coction*. La suppuration qui est le plus ordinairement une terminaison heureuse de l'inflammation en est un résultat. On peut présumer que cette déterminaison aura lieu, lorsque la résolution ne s'étant pas faite, la douleur devient pulsative, et la tumeur dure et élevée vers son centre. On est certain que le pus est entièrement formé et l'abcès mûr, quand la douleur de vive et lancinante qu'elle étoit, se change subitement en un sentiment de pesanteur, quand le malade éprouve la sensation d'un poids et de froid dans la partie souffrante (ce qui a sur-tout lieu dans les grands dépôts), quand le sommet de la tumeur est mou et jaunâtre, et quand enfin la fluctuation est manifeste. Il n'est pas toujours facile de reconnoître la présence du pus situé profondément.

§. CXLV. Il convient de favoriser la suppuration dans les inflammations qui admettent ordinairement cette sorte de terminaison ; dans celles où la résolution n'est plus possible et où la nature s'étant déjà occupée de la génération du pus, elle ne jouit pas d'une énergie suffisante, ou est contrariée dans sa marche ; dans tous les cas enfin, où cette sécrétion devient avantageuse, quoique la nature ne se livre pas à ce travail, dans la formation dés ulcères artificiels, par exemple. On doit prévenir au contraire, la suppuration, par l'emploi à temps et efficace de la méthode antiphlogistique, lorsque l'organisation d'une partie ne peut l'admettre sans préjudice, lorsque les individus sont trop exténués, ou pourvus de trop mauvais sucs pour espérer un pus louable ; lorsque durant la suppuration, on a à redouter le développement de quelques acrimonies délétères, comme dans les tumeurs squirrheuses. La suppuration une fois existante, il est difficile de l'arrêter à volonté, et lorsqu'elle a fait des ravages, il n'est pas aisé de les réparer.

§. CXLVI. La suppuration étant purement un travail de la nature, l'art ne peut que l'aider,

tantôt en déterminant les conditions d'après lesquelles elle peut suivre, et d'autres fois en dé-
tournant les obstacles qui s'opposent aux efforts
de la nature, la retardent, la déconcertent dans
sa marche, ou lui font prendre une direction
vicieuse.

1°. Lorsque l'on veut provoquer une suppuration à laquelle la nature n'est point préparée,
dans les tumeurs dures, froides, dans l'ouverture
des ulcères artificiels, il faut exciter une inflammation assez vive et assez soutenue. On se sert
pour cela des substances stimulantes, comme les
oignons grillés, le savon, le levain, le miel, les
résines échauffantes, les baumes, les vésicatoires et le garou, le fer rouge, les frictions faites
avec force, les scarifications, et les caustiques.
Les circonstances particulières, mais sur-
tout, la structure et la région de l'organe que
l'on veut enflammer, doivent déterminer le degré et la durée de l'irritation.

2°. On doit proscrire l'usage des antiphlogistiques, toutes les fois que la suppuration
est indiquée : autrement on affoibliroit et on re-
tarderoit la formation du pus, qui suppose
toujours une inflammation préalable. Si cependant celle-ci étoit portée au point de faire
craindre la gangrène, ou si le contour de l'abcès déjà formé, étoit trop enflammé, ces moyens

deviendroient d'excellens suppuratifs ; car outre que , par elle - même , une inflammation
violente est contraire à la suppuration, elle
s'y oppose encore par la douleur et l'insomnie
qu'elle occasionne.

3°. Pour former le pus, il faut toujours un
certain espace de temps , lequel en général, est
d'autant plus long, que la nature agit avec plus
de lenteur, que l'inflammation est plus légère,
et que la matière qui doit être convertie en pus,
est plus tenace. Une suppuration trop hâtive
est rarement avantageuse ; au contraire celle
qui se fait lentement, remplit bien plus souvent son but, sur-tout lorsqu'il est question de
la fonte de quelques engorgemens opiniâtres et
de certaines tumeurs.

4°. La chaleur est le premier et le plus
efficace des maturatifs , aussi les cataplasmes
chauds, et notamment ceux dans lesquels on a
fait entrer des oignons cuits et d'autres stimulans
analogues, suffisent-ils pour l'ordinaire. Les substances résineuses, gommo-résineuses et balsamiques appliquées sur l'abcès, sous forme d'onguens
ou d'emplâtres , ont la propriété d'augmenter le
degré de chaleur, c'est ce qui leur a valu la dénomination de *maturatifs* ou *digestifs*.

5°. Lorsqu'une inflammation traîne en longueur, nous devons avoir recours aux moyens

irritans et échauffans, parce qu'alors la nature manque de la force nécessaire et que la suppuration ne suit pas une marche convenable : c'est ce que l'on remarque fréquemment chez les individus peu sensibles et épuisés. Par la raison contraire, les émolliens conviennent lorsqu'une trop grande tension s'oppose aux progrès de la suppuration.

6°. Mais si l'inflammation avait déjà passé à la gangrène, les anti-septiques et l'éloignement des causes qui ont pu donner naissance à cette termination funeste, seroient les seuls moyens capables de hâter la suppuration. Ici, la nature se suffit souvent à elle-même, et sépare le mort d'avec le vif, c'est-à-dire, qu'elle établit entre eux un espace suppurant qui, s'agrandissant de jour en jour, finit par détacher entièrement ce qui est dépourvu de vie ; il n'est plus question alors que d'appliquer sur le vide existant, les digestifs, 4. Si les chairs étoient molles, blafardes, indolentes, peu ou point enflammées, il faudroit en venir aux stimulans les plus actifs, aux scarifications, aux ventouses sèches, aux frictions rudes, aux savons, au miel, aux oignons grillés, aux aromates chauds et aux cantharides, sous forme d'emplâtre ou de teinture qu'on introduiroit dans les scarifications. Si cependant la partie vive étoit trop enflammée et douloureuse, il faudroit rejeter les excitans, et employer les émolliens, les adoucissans et les calmans, afin de procurer une bonne suppuration.

7°. La sécheresse, la sensibilité et la tension extraordinaires de la partie enflammée, requièrent l'usage des humectans et des calmans.

8°. Lorsque le travail suppuratoire est contrarié par le peu de sensibilité, par la mollesse des fibres, par un engorgement séreux ou de toute autre humeur, le chirurgien doit y remédier à l'aide des dessiccatifs, des toniques, des astringens, comme les fomentations de quinquina ou d'écorce de chêne, les préparations de plomb, l'application d'un bandage compressif, et les autres moyens indiqués ( §. LXXXV, XCIV, XCVI ).

9°. On doit affoiblir ( §. CXXXV. ), détourner ou éloigner, suivant les circonstances, les causes irritantes internes ou externes, qui agissent sur un organe en suppuration.

10°. Le pus une fois formé, ne doit être évacué ( chap. XXX ), ni trop tôt ni trop tard, ou ne point l'évacuer trop tôt, pour ne point troubler la nature dans son travail, pour éviter l'inflammation violente que détermineroit l'irritation inséparablement liée à l'ouverture du dépôt, et pour ne point se priver des avantages que l'on a droit d'attendre d'une suppuration ménagée : *pas trop tard*, parce que la matière en séjournant trop long-temps, s'altère, acquiert une acrimonie nuisible, quelquefois se corrompt : la résorption a lieu, il se forme des sinus, &c. Le libre écoulement du pus doit être mis au rang des meilleurs moyens propres à favoriser une bonne suppuration.

11°. Les causes d'une suppuration vicieuse, sont quelquefois locales et bornées à la surface des ulcères, qui est tantôt lâche, abreuvée de sérosités, recouverte d'impuretés, insensible ; d'autres fois sèche, fongueuse, calleuse, trop sensible, &c. Nous avons indiqué dans divers endroits de cet ouvrage, les moyens de remédier à chacun de ces vices, et par conséquent, de procurer une suppuration louable.

12°. Toute partie qui suppure, doit être regardée comme un nouvel organe sécréteur dans lequel le pus est séparé de la même manière que les humeurs sont sécrétées dans l'état naturel. Les différentes circonstances dans lesquelles se trouve le corps ; la surabondance, la disette, l'acrimonie et les autres altérations des humeurs; le défaut de nourriture ; la prostration des forces ; le peu de cohésion des fibres, &c., exercent la plus grande influence sur cette sorte de sé rétion. D'après cela, les moyens chirurgicaux dont il a été jusqu'ici question, ne sont pas toujours suffisans pour procurer une bonne suppuration, et il faut souvent en outre avoir recours à un régime approprié et à l'administration des médicamens internes.

# CHAPITRE XIV.

## *De la révulsion* ( Revulsio ).

§. CXLVII. La révulsion est ce procédé à l'aide duquel nous diminuons la quantité des fluides d'une partie, sans en opérer l'évacuation.

*Indications.* Lorsqu'il existe dans un organe des congestions, des collections de sang qui en déterminant la distension extraordinaire et même la rupture des vaisseaux, et en exerçant une compression sur les parties voisines, donnent lieu à des inflammations, à des douleurs, à des épanchemens sanguins et à une infinité d'accidens analogues.

Lorsqu'il y a amas et engorgement d'humeurs séreuses, muqueuses et autres, dans le tissu cellulaire, dans les vaisseaux lymphatiques, dans les différentes cavités.

Lorsque quelques acrimonies fixées sur un organe, l'irritent, l'enflamment, &c.

Dans les sécrétions ou excrétions trop abondantes.

Enfin, lorsque l'état dans lequel se trouve une partie, fait que l'affluence la plus légère des humeurs peut devenir nuisible, comme à la suite d'une irritation violente, d'une blessure, ou d'un affoiblissement extraordinaire.

Quoique la révulsion soit rarement contre-indiquée dans toutes ces circonstances, il ne faut cependant pas perdre de vue, qu'une surabondance de fluides devient quelquefois nécessaire, et qu'il serait à craindre alors de contrarier la nature, comme on le voit dans les inflammations qui doivent suppurer, dans les cas où il faut favoriser des sécrétions et des excrétions, &c. : il faut d'ailleurs veiller à ce qu'aucune révulsion ne prive un organe des sucs nécessaires à l'exercice de ses fonctions, et à ce que les humeurs détournées ne se déposent sur une partie où leur accumulation seroit plus à redouter, que dans le lieu qu'elles occupoient primitivement.

§. CXLVIII. On détourne les humeurs d'une partie, en diminuant la tendance qu'elles ont à s'y porter, en favorisant leur retour et s'il est possible, en apportant dans la manière d'être de cette partie, un changement tel qu'il ne puisse plus s'y faire de nouveaux amas. Les principaux révulsifs sont :

1°. *Les bains chauds*, et en particulier, ceux qui

sont irritans. Ils opèrent d'une manière énergique, mais il ne faut pas en continuer l'usage long-
temps ; autrement, la chaleur en accélérant la
circulation et en raréfiant les humeurs , pourroit faire reparoître, et même avec plus d'intensité , les congestions, celles de sang sur-tout, que
la première impression de ces bains avoit affoiblie ou enlevée.

2°. *Les émolliens ,* et principalement les cataplasmes et les fomentations ( §. LXXX ). Les humeurs se portant avec plus d'impétuosité vers
le lieu où sont appliqués ces moyens, les autres
parties doivent en être privées ; c'est dans cette
intention que l'on applique ces sortes de médicamens à la plante des pieds, et encore mieux ,
sur le bas-ventre, quand il est question d'opérer
une révulsion de la tête ou de la poitrine.

3°. *Les dessiccatifs* conviennent, en ce qu'ils
peuvent détruire la tendance qu'ont les organes
à recevoir et à laisser cumuler les humeurs. Sous
ce rapport, les astringens , tels que les spiritueux, les acides et les préparations métalliques
qui agissent lentement, les fomentations froides,
et plusieurs autres, sont préférables. Il est souvent avantageux d'appliquer un répercussif actif sur le lieu de la congestion, en même temps
que l'on fait usage des révulsifs, sur une partie
éloignée.

4°. La réunion est le meilleur remède à opposer aux engorgemens qui reconnoissent pour origine une solution de continuité.

5°. Il n'est aucun stimulant qui n'opère une révulsion plus ou moins sensible ; c'est même de cette classe de médicamens que se tirent les révulsifs les plus héroïques, les ventouses sèches, les frictions, l'électricité, les caustiques, &c. &c. On se sert des lavemens irritans pour effectuer une révulsion du sang de la tête et de la poitrine ; des substances âcres, telles que les vésicatoires, le garou, &c., pour détourner les humeurs séreuses, irritantes : dans ce dernier cas il faut appliquer ces moyens le plus près possible de l'organe affecté, comme sur le thorax et sur la région épigastrique, lorsqu'il s'agit d'opérer une révulsion de l'intérieur de la poitrine et du bas-ventre. On se sert encore avec avantage de l'électricité.

6°. D'après ce que nous avons dit des calmans et des antiphlogistiques, il est facile de concevoir comment ces moyens deviennent révulsifs.

7°. Il ne peut se faire aucune évacuation (chap. xx), sans qu'il y ait en même temps une révulsion de quelques parties ; ce qui tient d'une part à la diminution de la masse des humeurs, et de l'autre, à ce qu'il se fait dans le lieu de l'évacuation, une affluence plus considérable de fluides. Nous observons en effet, tous les jours, que les évacuations intestinales débarrassent la tête et la poitrine; que celles qui se font par l'organe cutané et par les voies urinaires, sont en général, révulsives pour toutes les parties internes; que celles du nez et de la bouche, le sont pour le cerveau; celles par les ulcères artificiels, le sont pour divers organes; les évacuations de sang sont aussi révulsives pour différentes parties, selon le lieu par lequel elles se font.

8°. On conseille aussi comme moyen révulsif, la compression des vaisseaux qui se distribuent aux parties affectées d'une congestion : c'est dans cette intention que l'on applique des ligatures fortement serrées sur les bras et sur les jambes, dans les congestions de la poitrine et de la matrice. Mais il est bien difficile de tirer de ce procédé les avantages qu'on en attend; car si l'on n'oblitère pas tous les vaisseaux, on manque son but, et si au contraire, on intercepte totalement la circulation dans un membre, il ne peut en résulter que des suites funestes.

L'effet révulsif de tous les moyens que nous venons de passer en revue, n'est que secondaire.

# CHAPITRE XV.

*De la dérivation* ( Derivatio ).

§. CXLIX. Quoique la dérivation soit opposée à la révulsion , il est très - difficile d'effectuer l'une sans l'autre, comme on a pu s'en convaincre par ce qui a été dit dans le chapitre précédent.

*Indications.* Le défaut des sucs nécessaires à l'entretien des fonctions d'une partie : on attire, par exemple, le sang vers un organe qui ne recoit pas assez de nourriture.

La nécessité d'opérer la révulsion d'un autre point.

Lorsqu'il s'agit de déterminer une plus grande affluence des humeurs vers un organe pour y établir des sécrétions, des excrétions, ou pour y apporter d'autres changemens analogues. C'est dans cette intention que l'on appelle le sang vers les extrémités inférieures , lorsque l'on veut provoquer les règles ou le flux hemorrhoïdal ; ou opérer une dérivation vers un ulcère qui ne suppure pas bien. Presque toutes les évacuations sont fondées sur la dérivation.

*Contre-indications.* Mais il faut bien se gar-

der d'attirer les humeurs vers les organes qui
souffrent des congestions, vers ceux qui sont
délicats, sensibles ou qui ont une grande tendance à s'engorger, et à recevoir des matières
nuisibles. Il faut sur - tout respecter les contre-
indications tirées des cas où l'on a à craindre des
amas de matières délétères, où les vaisseaux sont
dans un si mauvais état, qu'ils ne peuvent réagir
sur les humeurs qui y affluent, et qui par conséquent ne pouvant être portées de nouveau dans
le torrent de la circulation, s'engorgent et s'al-
tèrent. C'est ainsi qu'une dérivation faite dans
ces circonstances, sur les extrémités inférieures,
détermine des ulcères opiniâtres aux jambes, et
faite vers une partie squirrheuse, est suivie d'un
ulcère cancéreux de mauvais caractère.

§. CL. La position déclive peut seule occasionner une dérivation, comme cela s'observe
dans les ulcères et les œdèmes des pieds. Du reste,
les relâchans, les émolliens et les irritans sont
les moyens que l'on met en usage pour remplir
cet objet. Il a été question de leur administration
et de leurs effets ( §. CXLVIII. ), et nous n'y reviendrons pas.

# CHAPITRE XVI.

## *Des résolutifs et des caustiques.*

§. CLI. Il arrive souvent que des matières épaissies, tenaces, ou complètement endurcies, s'arrêtent dans les petits vaisseaux, dans le tissu cellulaire, entre les fibres de diverses parties et occasionnent des tumeurs, la difficulté des mouvemens, et d'autres accidens : on devra donc chercher à résoudre ces engorgemens toutes les fois que l'on n'aura pas à redouter le développement de quelques acrimonies nuisibles.

§. CLII. On peut réussir à fondre un engorgement de deux manières ; en agissant, 1°. sur la matière arrêtée, de manière à la rendre mobile et propre à être de nouveau reçue dans les voies de la circulation ou à être évacuée ; 2°. sur les vaisseaux, en les excitant à une réaction plus efficace. Lorsque l'un et l'autre de ces procédés sont infructueux, il ne reste qu'à agir immédiatement sur l'engorgement et à l'enlever partiellement ou en totalité. On arrive à ces différentes fins à l'aide des moyens suivans :

1°. *Les humectans.* On ne les emploie guère

que dans les engorgemens légers et commençans, ils peuvent néanmoins devenir fort avantageux, lorsque leur usage est long-temps continué dans ceux qui sont anciens et opiniâtres.

2°. On réussit quelquefois à résoudre les engorgemens les plus endurcis, à l'aide des émolliens, et notamment des cataplasmes légèrement irritans, des linimens volatils, des graisses et des vapeurs des animaux, des huiles empyreumatiques et des savons : ces moyens, sur-tout, lorsqu'on a eu soin d'augmenter leur énergie par la chaleur et les frictions, ont le triple avantage d'atténuer les matières arrêtées, de donner plus de souplesse aux vaisseaux et plus de ressort aux fibres.

3°. Si les astringens sont très-pernicieux dans les engorgemens anciens accompagnés de beaucoup de duretés (§. LXXXVIII, 3.), en général, ils réussissent d'autant mieux dans les autres, qu'ils sont plus récens, plus mobiles, et qu'ils tirent uniquement leur origine du relâchement et de l'inertie des solides. On se sert alors des fomentations et douches froides, des acides, des préparations de plomb, &c. Il est quelquefois bon de faire alterner l'usage de ces moyens avec celui des fomentations émollientes, froides et chaudes ; car en même temps que celles-ci atténuent les matières et les rendent plus propres à l'éloignement, les autres relèvent le ton des vaisseaux, et facilitent leur réaction. La compression (§. XCII. ) peut favoriser la résolution, puisqu'en s'opposant à l'affluence des tumeurs qui se dirigeoient vers le lieu affecté, elle tarit une source du mal. Lorsque la tumeur est soutenue par un os, et que son voisinage n'est pas occupé par des parties essentielles, qui pourroient souffrir d'une compression immédiate, cette compression, communément exercée à l'aide d'une plaque de métal, d'un cuir roide ou d'un bandage approprié, offre un double avantage *a.*, en dissipant les matières arrêtées, soit que de leur nature elles soient encore fluides et mobiles, soit que l'art les ait rendues telles. Si dans ce cas, la compression n'apporte pas de suite du soulagement, la tumeur s'endurcit de plus en plus, et elle comprime les parties environnantes. *b.* Lorsque la matière que contenoit un kiste, a été dissipée ou évacuée, une compression soutenue et ménagée facilite son recollement, et s'oppose par là, à une récidive.

4°. *Les stimulans* (chap. X), dont on a su faire un choix convenable, peuvent être utiles de trois manières; 1°. en relevant l'action des fibres, et en facilitant ainsi la rentrée des humeurs arrêtée sans apporter de changemens sensibles dans la partie affectée. Les stimulans que l'on doit préférer alors, sont : les eaux minérales, salines thermales, les liqueurs chargées de sels, comme l'urine avec le muriate de soude, la saumure de harengs, l'acétite d'ammoniaque, le muriate ammoniacal, &c., en fomentation ; lesemplâtres et les onguens faits avec les résines (§. CXVII); les fumigations, (§. CXIX) ; le fiel de bœuf, l'exercice, les frictions, l'électricité (*): 2°. en déterminant dans la partie malade une inflammation qui, en supposant qu'elle se terminât par la résolution, deviendroit avantageuse dans tous les

---

(*) Le fer rouge présenté à la tumeur plusieurs fois dans la journée l'espace d'un quart-d'heure ou d'une demi-heure, à une distance assez considérable pour que le malade n'en éprouve pas une sensation trop désagréable, mérite, sans contredit, le premier rang parmi ces moyens. Plusieurs praticiens ont retiré les avantages les plus marqués de ce procédé. Tout récemment encore un marin de dix-huit ans, dont la face annonçoit évidemment la cachexie scrophuleuse, et qui portoit au côté gauche du cou, derrière l'angle de la mâchoire inférieure, deux tumeurs froides très-volumineuses et très-dures, qu'une suppuration de leur centre n'avoit pu fondre, est sorti bien guéri de la salle de M. DURET, après un usage constant, et pendant plusieurs mois, du cautère objectif. Je ne dois cependant pas omettre que durant le traitement, ce jeune homme prit une grande quantité d'eau de mer, boisson qui a sans doute aussi contribué pour quelque chose à son rétablissement.

engorgemens qui ne tendent point à la dégénération cancéreuse, en donnant plus d'activité aux
solides, et plus de mobilité aux humeurs : l'inflammation arrive quelquefois spontanément.
3°. En décidant une inflammation suppurative
( §. CXLVI ); mais il faut observer à cette occasion, que la suppuration ne se forme ici que
lentement, et que l'abcès qui en résulte ne doit
être ouvert qu'après l'entier ramollissement et
la fonte totale des duretés de la tumeur ou du
kyste, lorsqu'il en existe un.

5°. *Les fondans*, resolventia, aperientia,
desobstruentia. Outre les humectans et les émolliens qui *fluidifient* ostensiblement les liquides
arrêtés, il existe quelques substances auxquelles
on attribue une vertu résolutive particulière.
L'arnica en décoction, ou en cataplasme, est
un excellent résolutif du sang extravasé et coagulé ; on se sert de la ciguë, de la belladone,
de l'aconit, de la mandragore et d'autres plantes vénéneuses fraîchement écrasées, en décoctions ou en cataplasmes, dans les tumeurs dures
et squirrheuses. Le mercure crud ou dissous dans
les acides nitrique ou muriatique, trituré avec
les substances grasses, ainsi que les différens
onguens mercuriels, sont quelquefois les seuls
fondans des engorgemens opiniâtres, et sur-
tout des engorgemens syphilitiques. Le tartrite

antimonié de potasse, malaxé avec la graisse, donne aussi un onguent très-fondant, mais dont l'usage est quelquefois suivi de vomissemens.

6°. Lorsque des engorgemens sont entretenus par des causes intérieures, ou qu'ils en dépendent, il faut avoir recours aux médicamens capables de détruire ces causes, autrement on n'est pas sûr d'arriver à son but. La cure des engorgemens est en général une des opérations les plus délicates et des plus difficiles de la chirurgie, et dans laquelle on n'échoue que trop souvent, tantôt parce que la matière arrêtée est trop consistante, immobile, qu'elle se trouve trop éloignée des voies de la circulation, qu'elle est accumulée dans un kyste membraneux, épais, calleux ; tantôt parce que les solides sont dans une inactivité absolue, ou bien parce que la partie est déjà dans un état de dissolution, ou peut y tomber par l'emploi d'un procédé trop actif. Dans tous les cas, le temps pendant lequel il est encore possible d'apporter des secours, ne doit pas être employé à faire des essais qui peuvent devenir très-nuisibles. Les engorgemens légers qui n'apportent aucune incommodité, restent souvent inconnus toute la vie. Il faut bien se garder de toucher aux engorgemens squirrheux qui font craindre une dégénérescence cancéreuse : la seule chose que l'on doive y faire, c'est

de les protéger contre l'impression de toute irritation extérieure, en les recouvrant d'une peau
de cygne, ou bien encore de les indurer davantage. Si l'extirpation de ces tumeurs étoit possible, l'instrument tranchant qui, quelquefois,
peut être remplacé par le caustique (*), seroit

---

(*) Le dernier procédé est toujours plus long et plus
douloureux que l'autre, aussi ne doit-il lui être préféré
que dans les cas où la tumeur étant environnée d'artères
considérables, on auroit à craindre des hémorragies
funestes. Quelles que soient d'ailleurs les raisons qui aient
pu déterminer pour l'emploi des caustiques, il faut donner la préférence au cautère actuel : on en borne l'action à volonté, et il a sur les caustiques potentiels l'avantage inappréciable d'échauffer toute la tumeur, ainsi
que les parties qui l'avoisinent, et de leur rendre l'oscillation, la vitalité, nécessaires pour la résolution.

*Observation.* Pierre Édelinger, âgé de huit ans,
exempt de toute espèce de cachexie, trompette dans le
septième régiment de chasseurs à cheval, entra le 27
vendémiaire an XII, à l'hôpital principal de Brest (*Saint-
Louis*), salle, n°. 3, pour se faire traiter d'une tumeur
qu'il portoit au côté droit du cou. Cette tumeur de forme
ovalaire, et de la grosseur au moins d'un œuf de dinde,
paroissoit due à un accroissement progressif des glandes
jugulaires inférieures : elle étoit inégale, sans changement de couleur à la peau, mobile et indolente ; mais
gênoit tellement les mouvemens de la tête, que celle-
ci, constamment inclinée sur l'épaule du côté affecté,
ne pouvoit être portée dans aucun sens, sans un mou-

le remède par excellence ; on peut en dire autant des tumeurs très-volumineuses, qui ont éludé tous les moyens de guérison, et qui déforment le corps ou troublent ses fonctions.

§. CLIII. Les corrosifs doux, *septica*, et ceux forts, *caustica*, *cauteria*, *potentialia*, *urentia*, *cathæretica*, *mundantia*, mis en contact avec nos parties, font éprouver un sentiment d'ardeur, ils détruisent et corrodent les fibres, et peuvent, par une action soutenue, donner enfin lieu à une perte de substance plus ou moins considérable.

---

vement de totalité du tronc. Après quelques jours de repos, M. DURET résolut de faire l'extirpation de ces glandes. Tout étant préparé, et le malade convenablement situé, la tumeur fut mise à découvert, dans toute son étendue, par une incision des tégumens, dirigée de haut en bas et un peu d'arrière en avant : ceci achevé, l'opérateur chercha à l'isoler des parties voisines, à l'aide d'un scalpel. Arrivé un peu plus profondément, un rameau artériel donna, et l'on en fit la *ligature* ; mais en avançant davantage, M. DURET s'appercevant qu'un grand nombre d'artères assez volumineuses, qu'il étoit impossible d'éviter, pourroient par leur lésion compromettre les jours de cet enfant, il s'arrêta, et pansa la plaie avec de la charpie mollette. Deux jours après, ce chirurgien toucha le centre de la tumeur avec un cautère actuel de forme elliptique, et de quinze lignes environ dans son plus grand diamètre, et il en revint tous les jours à ce procédé, jusqu'au 24 brumaire,

Les moyens les plus foibles de cette classe et qui causent une irritation à peine sensible, sont le sucre et l'alun calciné. Les sucs des plantes lactescentes, comme l'euphorbe, la grande chélidoine, agissent un peu plus énergiquement. Les caustiques usités les plus forts, sont la potasse caustique, le nitrate d'argent fondu, le muriate d'antimoine sublimé, l'oxide de cuivre vert, le muriate mercuriel par précipitation, l'oxide de mercure rouge par précipitation, le muriate sur-

---

ayant toujours eu la précaution de garantir les parties saines de l'action du fer rouge, et de diminuer peu à peu la grandeur de son cautère qui, sur la fin, n'avoit guère que quatre à cinq lignes. A cette époque, la tumeur avoit singulièrement diminué de volume, et étoit molle dans son contour. On abandonna l'application immédiate du feu pour s'en tenir au cautère objectif, et on pansa la plaie à sec et mollement. Dix jours suffirent alors pour achever la cicatrisation, et pour procurer la résolution complète de la tumeur. Il restoit cependant encore de la gêne dans les mouvemens de la tête ; mais dans le courant de nivôse, le jeune homme, éloigné de Brest de quelques lieues, fit dire à M. Duret qu'il se proposoit de l'aller voir, et qu'il remuoit la tête en tous sens avec la plus grande facilité. Il est bon de remarquer que quoique l'on cautérisât tous les jours, l'enfant n'en alloit pas moins se promener lorsqu'il faisoit beau : le seul instant de l'application du feu lui occasionnoit des souffrances.

oxigéné de mercure, l'eau phagédénique, la dissolution d'argent dans l'acide nitreux, l'acide nitreux concentré, les acides sulfurique et muriatique.

§. CLIV. Les caustiques sont indiqués,

1°. Dans les engorgemens et les tumeurs peu considérables, par exemple, dans les verrues et autres callosités, dans les petites tumeurs enkystées , dans les polypes, &c. On réussit quelquefois à détruire ces tumeurs, en les frottant à plusieurs reprises dans la journée, avec les sucs d'euphorbe ou de chélidoine, ou en les humectant souvent avec la dissolution d'argent, le muriate d'antimoine sublimé, &c., ayant soin d'éviter les parties saines. L'emploi de ces caustiques mérite la plus scrupuleuse attention ; car on a des exemples, qu'ils ont changé en des ulcères de fort mauvais caractère, des excroissances de peu d'importance.

2°. Lorsqu'il s'agit d'exciter une vive inflammation et la suppuration. C'est dans cette intention que l'on touche avec le muriate d'antimoine sublimé, avec le nitrate d'argent fondu et d'autres caustiques analogues, les bords calleux des ulcères et des fistules, le sac évacué d'une tumeur enkystée, les portions de ce sac qui auroient échappé à l'opération, &c. Il est rare de manquer son but, et d'avoir des suites à redouter de ce procédé, si l'on ne s'y arrête pas trop long-temps, si l'on évite d'intéresser les parties saines, et si, aussi-tôt après la cautérisation, on applique des digestifs sur l'escarre.

5°. Dans certains dépôts, et dans quelques hydropisies : ici appartiennent spécialement les tumeurs enkystées dans lesquelles on a déterminé la suppuration.

4°. Dans les plaies et les ulcères, tels que la morsure d'un animal enragé, un chancre, qui recèlent une matière vénéneuse très-délétère et dont la résorption facile peut causer de grands ravages. Dans ce cas, en cautérisant à temps et profondément, on désorganise les vaisseaux lymphatiques, et on se met non-seulement à l'abri des suites de l'absorption, mais on enlève encore à l'affection locale, toute espèce de malignité, en sorte qu'elle guérit ensuite comme une plaie ou un ulcère simples : il est bon, et sur-tout après la morsure d'un animal enragé, d'entretenir la suppuration aussi long-temps que possible. Quoique tous les caustiques indistinctement, puissent détruire les absorbans et former une escarre, on se sert néanmoins ici de préférence, de la potasse caustique et du nitrate d'argent fondu, que l'on laisse sur la partie un temps suffisant pour la désorganiser, mais non assez pour la détruire et l'enflammer inutilement. Après l'application des caustiques, le malade doit se tenir en repos afin de ne pas augmenter l'inflammation.

5°. Dans les impuretés qui recouvrent les ulcères (§. CIX.). Les chairs d'un ulcère sont souvent tellement viciées, que quoiqu'encore sous l'influence vitale, elles ne peuvent plus être rappelées à l'état naturel. Pour accélérer leur chute qui est inévitable, il suffit de les tuer totalement, si l'on peut s'exprimer ainsi, car on sait qu'il n'existe aucune liaison entre les portions mortes et celles vivantes. On touche à cet effet la surface des ulcères avec les caustiques, et en particulier avec le nitrate d'argent fondu, et s'il se rencontre une grande quantité de végétations fongueuses, on saupoudre cette surface avec des caustiques. Les chirurgiens qui reviennent journellement à l'application de la pierre infernale, manquent leur but (*) ; ils mortifient de plus en

---

(*) M. Duret a depuis bien des années presqu'entièrement proscrit l'emploi de la pierre infernale dans le traitement des ulcères avec hypersarcose : il se fonde sur ce que l'escharre que peut produire l'application de cette substance, est si légère et tombe si promptement, que le lendemain on s'apperçoit à peine des changemens qu'elle a produits. L'élévation des bourgeons celluleux dépend, tantôt de l'excès de vitalité, et d'autres fois du relâchement et de la foiblesse de la partie ulcérée ; mais la dernière cause est si fréquente, spéciale-

plus la surface de l'ulcère ; ils entretiennent un
état constant d'inflammation, contrarient la suppuration, et retardent ainsi la chute de l'escarre,
et la cicatrisation. Il vaut beaucoup mieux ne
toucher qu'une fois les ulcères ; mais de manière
à faire croire que toutes les impuretés ont été dé-

---

ment dans la pratique de ceux qui font abus des émolli-
liens, et en particulier des emplastiques, que l'on seroit tenté de la regarder comme l'unique. Que l'on
ne s'étonne point, d'après cela , si l'on a si souvent
obtenu des succès de l'application de la pierre infernale ! Maintenant à quoi attribuer ces succès ? C'est
moins aux effets caustiques qu'à l'action stimulante du
nitrate d'argent. Plusieurs raisons viennent à l'appui
de cette opinion ; 1°. si la pierre infernale agissoit sur
les excroissances d'une manière purement chimique,
c'est-à dire en les détruisant , pourquoi la cause de ces
fongosités persistant, celles-ci ne répulluleroient-elles
pas? C'est toujours en vain que l'on touche avec la
pierre infernale les fongosités entretenues par l'altération d'un os ; 2°. lorsque le fond de l'ulcère est soutenu
par un os , M. DURET ne se sert que d'une compression
méthodique ; lors au contraire qu'il ne se rencontre
pas un point d'appui suffisant, ce chirurgien se borne
à l'application des excitans, des toniques, des astringens
et des dessiccatifs, et dans l'un et l'autre cas, il réussit,
comme j'ai pu m'en convaincre plusieurs fois , aussi sûrement, et bien plus promptement que ceux qui emploient la pierre infernale ; 3°. on parvient tous les jours,
( et j'ai là-dessus plusieurs observations particulières )

truites, et il faut aussi-tôt après cette opération, se servir d'un digestif pour hâter la chute de l'escarre. Si après la séparation, il paroissoit encore quelque chose de vicié, on pourroit recourir de nouveau au caustique.

Pour ce qui a rapport à l'emploi de ces moyens dans les ulcères, il en a été question chap. IX,

---

à déterminer, dans les ulcères creux, le développement des bourgeons celluleux, que l'on sait être indispensables pour la cicatrisation, en touchant le fond de ces ulcères avec le prétendu caustique. Or, comment concevoir qu'un médicament qui n'agit que d'une manière chimique, et qui dans d'autres occasions détruit nos parties, favorise ici leur accroissement ? Je le répète, ce ne peut être qu'en agissant sur les propriétés vitales, et en y apportant des changemens qui remédient à la foiblesse et au relâchement qui sont la cause la plus fréquente, tant de l'hypersarcose, que du défaut du bourgeonnement celluleux. Mais que l'on aille se servir du nitrate d'argent fondu dans les cas où ces deux obstacles à la réunion, ont pour origine l'exaltation des propriétés vitales, et l'on ne fera qu'agraver le mal, ce qui n'auroit pas lieu, si la pierre infernale n'agissoit qu'en cautérisant. Je me serois moins étendu sur cet objet, si je n'avois pas eu l'intention de montrer que l'on peut presque toujours avantageusement remplacer le caustique lunaire, qui est un médicament très dispendieux pour les hôpitaux, par une infinité d'autres moyens. très-peu coûteux, et que l'on trouve constamment sous la main.

et nous n'y reviendrons pas. Nous finirons cet article, en faisant observer que l'application des caustiques sur des parties très-délicates, sensibles, douloureuses et fortement enflammées, peut déterminer la gangrène et d'autres accidens non moins à craindre.

# CHAPITRE XVII.

## *De la méthode antiseptique.*

§. CLV. LORSQU'UNE partie a perdu ses propriétés vitales, qu'elle devient bleuâtre, verdâtre, brune, noire et qu'elle exhale une mauvaise odeur, elle entre en putréfaction. C'est cet état que l'on connoît sous le nom générique de *gangrène :* on l'appelle *gangrène* proprement dite, tant qu'il reste encore de la vitalité et *sphacèle*, quand la vie est entièrement éteinte (*). Le sphacèle est *sec* ou *humide*.

---

(*) Sans m'arrêter ici à discuter sur les différentes acceptions que l'on a données aux mots *gangrène* et *sphacèle*, je dirai que la distinction admise par les anciens entre ces deux états, me paroît être la seule qui soit de quelque utilité dans la pratique : ils disoient que la gangrène étoit la voie qui conduit au sphacèle (*ad spha-*

Les causes de la putréfaction sont : 1°. Les inflammations portées à un haut degré, celles qui
dépendent d'une acrimonie très-putrescible,
celles qui surviennent chez les sujets dont les hu-

*celum via* ), ce qui indique bien aussi le nom qu'ils lui
ont donné, puisqu'il vient du grec *graô* ou *grainô*, je
*mange*, je *ronge* ( comme qui diroit, je mange, j'use,
je détruis la vie ). Il me semble que l'on pourroit,
d'après cela, définir la gangrène, *ce travail par lequel
nos parties sont progressivement privées de la vie*, et
sphacèle, *l'état passif de ces mêmes parties privées de
toute influence vitale, et soumises aux seules loix de la
physique*. Afin de me faire mieux comprendre, je com-
parerai ces deux états à une escarre produite par le
feu : l'action du feu dans cette supposition seroit la gangrène, ou, si l'on veut, ce travail désorganisateur ;
l'escarre ou la partie désorganisée seroit le sphacèle,
ou plutôt cet état passif que nous avons dit succéder à
la gangrène ; et en continuant cette comparaison, je
dirois que de même qu'il est possible d'arrêter l'action du
feu, de même aussi l'on peut borner les progrès de la
gangrène ; et de même qu'il faut attendre de la nature
seule, ou aidée de l'art, la séparation de l'escarre, de
même aussi il faut attendre la chute de tout ce qui est
sphacélé. Si cette manière de considérer la gangrène et
le sphacèle, n'est pas la plus conforme à l'opinion généralement reçue aujourd'hui, elle a du moins l'avantage
de servir de base à deux grandes indications, la première
qui est de chercher à borner les progrès du mal, et la seconde d'attendre de la nature, ou de favoriser la séparation de ce qui est devenu corps étranger.

meurs sont corrompues et les fibres foibles et sensibles ; 2°. la privation de l'influence vasculaire
ou nerveuse; 3°. les obstacles au retour du sang ;
4°. l'interruption du mouvement des humeurs
dans un organe, ainsi qu'une perte de substance
et une désorganisation considérables ; 5°. enfin ,
certaines acrimonies internes , un pansement
rare et sale, peuvent décider dans les ulcères la
corruption et même favoriser la génération des
vers. D'ailleurs, la putridité peut être le résultat d'une multitude de causes éloignées, internes
et externes ; l'air chargé d'émanations putrides ;
la dissolution des humeurs , la foiblesse , les saburres des premières voies , &c. &c. Cette mul-
tiplicité de causes, rend la méthode antiseptique très-composée, et fait qu'elle nécessite souvent l'emploi raisonné des médicamens internes

§. CLVI. Dès qu'une partie a passé à la putréfaction , elle est irréparablement perdue ; nous
devons donc autant que possible, prévenir cet
accident en amenant à une résolution prompte
ou à une suppuration louable, les inflammations
violentes et autres qui pourroient faire craindre
la mortification ; en détruisant les causes, telles
que les tumeurs, les compressions, &c., qui s'opposent à l'influence vasculaire ou nerveuse , en
favorisant le retour du sang , en détruisant les
congestions ( chapitre XIV ) et les engorgemens,

(chap. xvi), en enlevant par l'amputation, les membres entièrement désorganisés, comme cela arrive à la suite des plaies d'armes à feu, en remédiant à temps aux causes éloignées qui, par elles-mêmes, ou à la suite d'un accident léger, pourroient déterminer la mortification. Les fomentations des plantes légèrement aromatiques (§. CXXI.), appliquées à temps, empêchent souvent la gangrène de passer en sphacèle.

§. CLVII. Lorsque la putréfaction s'est déclarée, il est rare qu'elle se borne d'elle-même, aussi tous nos efforts doivent-ils tendre à en arrêter les progrès et à hâter la séparation du mort d'avec le vif. On remplit ces deux indications; 1°. en procurant une bonne suppuration (§. CXLVI. 6), et en écartant, à l'aide de l'instrument tranchant, et d'après les règles de l'art, ce qui est sphacelé. 2°. En desséchant, dans la gangrène humide, ce qui est tombé en dissolution. On pratique à cet effet, plusieurs scarifications, en ayant la précaution de ne point aller jusqu'au vif, ni de blesser les gros vaisseaux, ni les nerfs. On facilite la sortie du fluide que contiennent ces petites ouvertures, et on met en usage les anti - septiques sous forme sèche, 5. 5°. En exposant la partie à un froid violent (*), qui a la

--------

(*) Un froid modéré convient éminemment ici ; mais

propriété d'arrêter les progrès de la pourriture ( la chaleur agit d'une manière opposée ).
C'est dans cette vue que l'on recommande en
général, les appartemens froids, et l'usage des
fomentations à la glace, à la neige, ou au moins
que l'on applique froids, les remèdes dont il va
être question. 4°. En soustrayant, autant que
possible, la partie affectée à l'impression de l'air
pur qui favorise singulièrement la putréfaction,
et en l'exposant au contraire à l'action de l'acide
carbonique. Nous la recouvrons, dans cette intention, de substances, qui, comme la carotte, contiennent cet air, et le laissent dégager par la fermentation; nous l'exposons à la vapeur fournie
par l'effervescence de l'acide sulfurique avec le
carbonate de chaux; ou bien encore, nous répan-
dons dessus le gaz acide carbonique, retiré en
vidant précipitamment des bouteilles remplies
d'eau dans des endroits où se trouve du vin ou
de la bière en fermentation : ce gaz ainsi obtenu,
peut être conservé en fermant hermétiquement
le vase qui le contient. 5°. En augmentant le ton
et le ressort des fibres à l'aide des astringens
forts, tels que les fleurs et les écorces de grenade;

---

selon moi, il seroit imprudent, dans le plus grand nombre des cas, d'exposer la partie en mortification à un
*froid violent*, comme s'exprime l'auteur.

les écorces de saule, de quinquina, de chêne ;
le vin, l'alcohol, le vinaigre, l'eau de chaux ;
quelques balsamiques, la myrrhe, le camphre,
l'essence de térébenthine, le storax, les fleurs
de camomille, &c., et beaucoup d'autres. Ces
diverses substances s'emploient en poudre (*),
en décoctions, en fomentations, en onguent,
en emplâtre : l'emplâtre noir appartient ici.
6°. La propreté, un pansement plus fréquent,
et dans quelques cas, l'usage des amers (§. cxxii ),
l'aloës, par exemple, font bientôt disparoître les
vers des ulcères putrides. 7°. On a attribué au
suc gastrique une propriété antiseptique spécifique, et sur-tout dans les ulcères putrides ;
mais il est possible qu'il n'agisse qu'en conséquence de ses propriétés humectantes, émollientes, ou calmantes.

---

(*) C'est principalement sous cette forme que les to-
piques réussissent dans la gangrène. La poudre qui m'a
paru avoir le plus de succès dans cette circonstance, est
un mélange d'une once de quinquina, de deux gros
d'opium et autant de camphre.

# CHAPITRE XVIII.

### *Des poisons ( venena , toxica ).*

§. CLVIII. La nature et l'art fournissent un grand nombre de substances qui, portées dans l'intérieur, ou appliquées à la surface du corps à une certaine dose, produisent des effets très-pernicieux, et occasionnent quelquefois la mort. Ce sont ces substances que l'on désigne sous le nom de *poisons*, *venins* : on appelle *antidotes*, ou *contre-poisons*, les moyens qui peuvent s'opposer à ces effets destructeurs.

§. CLIX. Quelques poisons agissent d'une manière mécanique, tels sont le verre et le cristal finement broyés ; des parcelles métalliques, comme des éclats d'acier, lancés dans les yeux des ouvriers qui travaillent sur la pierre avec des outils de ce métal, &c. &c. (*). Lorsque ces matières sont mises en contact avec quelques-uns de

---

(*) On propose dans cette circonstance d'approcher un morceau d'aimant de l'œil, afin d'attirer au-dehors le fer ou l'acier ; mais il me semble que pour peu que le corps étranger soit adhérent à l'œil, par les larmes seulement, ce procédé doit être infructueux : les faits doivent cependant passer avant tout raisonnement.

P

nos organes pourvus d'une grande sensibilité, ils y occasionnent de la douleur, l'inflammation et une infinité d'autres accidens. Le chirurgien doit les éloigner par l'application méthodique de la main, aidée de l'emploi des fomentations émollientes, qui ont l'avantage de calmer les suites de l'irritation. On est quelquefois obligé d'exciter la suppuration pour procurer leur sortie, c'est ce qui a lieu, par exemple, lorsqu'en faisant une opération la pointe de l'instrument se casse et demeure au fond de la plaie. Si ces poisons avoient été avalés, les moyens externes qu'on pourroit leur opposer, sont les bains chauds, les fomentations émollientes et calmantes chaudes, sur le bas-ventre, ainsi que l'administration souvent réitérée des lavemens mucilagineux et huileux.

§. CLX. Les âcres, les caustiques et autres substances analogues, agissent en raison d'une acrimonie chimique. Lorsqu'ils ont été appliqués à l'extérieur, ils requièrent, après leur enlevement, l'usage des humectans, des émolliens et même des calmans : s'ils ont été pris intérieurement, on se sert avec succès des bains émolliens chauds, des fomentations de même nature, faites sur l'abdomen, des embrocations huileuses sur cette région, et des lavemens mucilagineux, huileux et calmans, dans l'intention de les envelopper, de les évacuer, et de défendre ainsi les intestins contre leur irritation.

§. CLXI. Les bains de vapeurs des poumons (§. LXIX.), sont les seuls moyens que nous offre la chirurgie, pour remédier à la sécheresse des voies aériennes, aux tubercules des poumons, à l'asthme, à la toux et à la phthisie, qui se manifestent chez les individus exposés à l'inspiration des poussières de pierre, de verre, &c. des vapeurs d'acides minéraux, d'arsenic, de soufre, de plomb, de mercure, &c.

§. CLXII. Tous les gaz non respirables et différentes exhalaisons, comme le gaz azote, ou le gaz acide carbonique, la vapeur du charbon, un air renfermé depuis long-temps, l'odeur de quelques plantes, &c. tuent directement. Mais comme dans le principe la mort n'est qu'apparente, on peut encore espérer de rappeler les indivus à la vie, en les exposant promptement à l'air le plus oxigéné possible, et en leur insufflant promptement le même air dans les poumons, à l'aide d'une machine appropriée : du reste, tout le traitement consiste ici à mettre en usage les stimulans héroïques, telles sont les substances d'une odeur vive et pénétrante, et en particulier l'ammoniaque ; les aspersions d'eau froide et de vinaigre, les frictions, les vésicatoires, les lavemens de vinaigre et de fumée de tabac, &c. Les personnes exposées par état à respirer des vapeurs acides, doivent tenir devant la bouche et les narines une étoffe imprégnée d'une solution de muriate ammoniacal : si les vapeurs étoient alcalines, putrides, on imbiberoit cette étoffe d'un acide.

§. CLXIII. Les poisons narcotiques, la belladone, la pomme épineuse, la jusquiame, l'opium et autres, jettent le systême dans une énervation radicale. Leurs antidotes externes sont les odeurs fortes, les frictions, les bains froids, les sinapismes, les vésicatoires, en un mot, tous les moyens capables de ranimer les forces. Nous avons déjà indiqué les moyens de remédier aux effets désastreux des virus animaux.

§. CLXIV. Le plomb enfin, fournit un grand nombre de poisons lents, qui, entr'autres accidens, occasionnent une sécheresse considérable du corps, la constriction et l'oblitération des petits vaisseaux, et par suite des engorgemens, et enfin la mort. C'est ici que l'on doit recommander l'usage des émolliens, des humectans, et parmi ceux-ci, les plus pénétrans, les savonneux.

La plupart des antidotes proprement dits, sont des moyens internes.

# CHAPITRE XIX.

## *Méthode évacuante.*

§. CLXV. Les méthodes curatives que nous avons proposées jusqu'ici, sont spécialement destinées à apporter des changemens salutaires, tant dans les solides que dans les fluides ; mais elles sont souvent insuffisantes, et nous sommes forcés d'en venir à l'évacuation des humeurs, tantôt saines, tantôt viciées, ou à l'élimination de quelques matières hétérogènes. C'est cette méthode que nous nommons *évacuation, exérèse* (*evacuatio, exeresis*).

*Indications.* 1°. La présence de quelques ma‑ tières morbifiques apportées du dehors, ou engendrées dans le corps, des excrémens du sang ou du lait extravasés, du pus, &c.

2°. Une surabondance soit générale, soit partielle des humeurs ; dans ce dernier cas, les évacuations locales conviennent sur‑tout.

3°. La nécessité de déterminer des révulsions, des dérivations, des sécrétions.

4°. Lorsqu'il s'agit de suspendre d'autres évacuations nuisibles ; c'est ainsi que l'on pratique la saignée pour arrêter une hémoptysie grave ; que l'on administre les sudorifiques , pour supprimer une diarrhée , &c.

5°. Pour remplacer des écoulemens habituels nécessaires : on supplée , par exemple , jusqu'à un certain point , au défaut des règles par les saignées ; aux accidens qui succèdent à la guérison d'un ancien ulcère qui rendoit beaucoup , par un exutoire artificiel.

§. CLXVI. *Contre-indications.* 1°. Une prostration considérable des forces : il ne faut pas confondre cet état avec celui de foiblesse apparente ; car, dans le dernier cas, une évacuation peut être très-avantageuse ; c'est ainsi qu'une saignée faite à une personne pléthorique, fait disparoître un sentiment de pesanteur, et l'inaptitude aux mouvemens.

2°. Une grande tendance à la putridité, l'existence de quelques matières dont on auroit à redouter l'absorption. Il faut, par exemple, s'abstenir d'une évacuation un peu considérable, dans le cas où l'on a à craindre la résorption du pus : et en effet, il est d'observation que les évacuations rendent plus énergique, l'action des absorbans éloignés de la partie où elles se font.

3°. Presque toutes les évacuations devenant des moyens stimulans, il faut encore s'en abstenir lorsqu'il y a exaltation de l'irritabilité ou de la sensibilité.

Il y a néanmoins quelques exceptions à faire à ces contre-indications.

§. CLXVII. Les excrétions sont le plus ordinairement un travail de la nature, et nous ne pouvons que les favoriser, soit en ranimant les fonctions qui y président dans l'état de santé, soit en écartant les obstacles qui s'y opposent. Les principaux procédés à l'aide desquels nous parvenons à ce but sont :

D'opérer vers le lieu ordinaire de l'excrétion une dérivation à l'aide des émolliens, des relâchans ou des irritans, suivant les circonstances.

D'exciter les puissances expulsives à leurs fonctions.

D'ouvrir lorsqu'ils sont oblitérés, les couloirs naturels, et de les tenir libres et ouverts par l'emploi des émolliens, des humectans, des anti-spasmodiques, des résolutifs, &c. Dans ce cas, on est quelquefois obligé d'en venir à une opération.

De pratiquer et d'entretenir durant un temps plus ou moins long, de nouvelles routes aux humeurs, lorsque celles qui leur sont naturelles manquent.

§. CLXVIII. S'il est des évacuations que l'on puisse entreprendre sans aucune préparation, celles du sang, du lait, des urines, par exemple, il en est d'autres qu'il n'est permis de favoriser que lorsque les matières qui doivent être

P iv

rejetées, sont libres, mobiles, propres à l'élimination, la voie qui doit leur servir de passage libre et ouverte, ou du moins que lorsque l'on peut facilement remédier à ces circonstances : le pu nous offre un exemple de ce cas.

§. CLXIX. Il n'est presqu'aucun changement auquel on puisse s'habituer aussi aisément qu'aux évacuations, et cette habitude une fois prise, il est extrêmement difficile de la vaincre. Si, d'après cela, on fait attention que tout écoulement affoiblit plus ou moins, on verra combien il est ridicule et absurde d'assujétir des individus bien portans à une évacuation, et de commencer tous les traitemens indistinctement, par l'usage des évacuans. On ne peut sur-tout trop se récrier contre le fatal préjugé de ces chirurgiens, qui, non contens de vanter la saignée, comme un moyen prophilactique universel, commencent presque toutes leurs cures par l'effusion du sang.

## ARTICLE PREMIER.

### *Du vomissement* ( Emesis ).

§. CLXX. Le vomissement est dans nombre de maladies, une des méthodes curatives les plus efficaces, et quoique cette évacuation soit exclusivement du domaine de la médecine, nous pouvons cependant aussi l'entretenir, et même la provoquer.

1°. On sait que lorsqu'un individu tourne, ou qu'il est exposé à un mouvement de balancement, comme le roulis d'un vaisseau, il éprouve des nausées qui sont suivies d'un véritable vomissement. La chirurgie peut mettre cet artifice à profit pour déterminer plusieurs jours de suite des soulèvemens, et même de légers vomissemens. Ce procédé, à la vérité rebutant, est très-avantageux pour atténuer, mobiliser et même pour évacuer les humeurs tenaces, visqueuses, stagnantes dans le bas-ventre et la poitrine. C'est quelquefois dans cette seule intention que le long des côtes on conseille de petits voyages en mer.

2°. Lorsqu'il existe une grande tendance au vomissement, ou lorsqu'un vomissement salutaire s'est déjà manifesté, après avoir avalé un poison, par exemple, on doit aider les efforts de la nature à l'aide de frictions faites lentement et circulairement sur la région de l'estomac, ou bien en chatouillant le fond de la bouche, et même l'intérieur du gosier avec les doigts, les barbes d'une plume, &c. On a anciennement proposé une brosse particulière (*), dans l'in-

---

(*) Cette brosse, aussi connue sous le nom de *balai d'estomac*, est composée d'une tige en gomme élastique,

tention d'aller directement chercher dans le ventricule, les matières nuisibles que ce viscère pouvoit contenir.

3°. Lorsqu'une constriction spasmodique du pharinx, et plus encore lorsque des corps étrangers obstruent ce canal, et s'opposent à la déglutition, il est nécessaire d'en venir à l'usage extérieur des vomitifs (*). Pour cela on fait

de deux pieds de long et creusée dans toute sa longueur pour permettre l'introduction d'une verge de baleine destinée à la rendre plus solide. A l'une des extrémités de cette tige sont fixés une éponge, des poils, ou un entrelacement de ficelles, ou de fil d'archal très-tenus, dans l'intention d'absorber ou d'enlever les matières contenues dans l'estomac. Il est à présumer que si l'on s'est servi de cette ridicule machine, les succès qui auront pu en être la suite, n'auront été dus qu'aux vomissemens que son irritation mécanique aura provoqués.

(*) Lorsque la tuméfaction des glandes amigdales, le gonflement de la langue, les tumeurs situées le long de l'œsophage, l'inflammation des organes du pharynx, le tétanos, la contraction et la paralysie des muscles de l'arrière-bouche, etc. sont portés au point d'empêcher la déglutition, les sondes élastiques introduites par les narines sont d'un grand secours, et dans bien des cas les seuls moyens de sauver le malade. Voyez à ce sujet l'excellent *Mémoire sur les moyens de nourrir les malades chez lesquels la déglutition est empêchée*, dans le deuxième volume des Œuvres Chirurgicales de DESAULT, publiées par BICHAT.

oindre le creux de l'estomac, d'un onguent dans lequel on fait entrer le tartrite antimonié de potasse ; on administre des lavemens auxquels on a ajouté le tartre stibié, l'ipécacuanha, &c. ou bien encore on introduit de la fumée de tabac par le rectum. Quelques gouttes d'une solution d'émétique injectées dans une veine procurent bientôt le vomissement ; mais ce procédé est lié à de si grands dangers, que l'on ne doit y recourir que dans des cas désespérés, et lorsque tous les autres secours deviennent infructueux.

## ARTICLE II.

### *Des évacuations intestinales.*

§. CLXXI. On abandonne communément aussi au médecin le soin d'opérer ces sortes d'évacuations, et de préciser les cas où elles conviennent ; mais si une semblable évacuation étoit indispensable, et qu'il ne fût pas possible, ou du moins qu'il ne convînt pas d'administrer les purgatifs à l'intérieur, il faudroit avoir recours au chirurgien qui rempliroit cette indication à l'aide des drastiques, l'aloès, la coloquinte, l'ellébore, la résine de jalap, &c. sous forme d'onguent dont on fait frictionner la région épigastrique, ou sous forme de pédiluves : dans ce cas on prend une décoction aqueuse d'ellé-

bore. Ces purgatifs agissent presqu'aussi promptement et avec autant d'énergie que s'ils avoient
été ingérés , et de plus, ils sont exempts de
beaucoup des inconvéniens qui accompagnent
fréquemment leur usage intérieur.

§. CLXXII. Pour renforcer la propriété éva-
cuante des lavemens émolliens , ainsi que de
ceux irritans, on peut leur ajouter des substances purgatives comme une décoction de rhubarbe, de racine de jalap, de feuilles de séné, la
résine de jalap triturée avec des amandes, &c.

§. CLXXIII. Les seuls secours que puisse apporter le chirurgien contre l'accumulation des
vents dans le canal intestinal, sont, de réduire
les hernies lorsqu'elles sont la cause de cet accident, d'augmenter le ressort des intestins par
l'application des ventouses sèches, et par les
fortes frictions faites sur l'abdomen , et d'administrer des lavemens astringens légèrement astringens. Le pompement des fluides gazeux à
l'aide d'une seringue, paroît être contraire au
but que l'on se propose ; d'ailleurs il n'est pas
rare que ce procédé soit suivi d'accidens.

§. CLXXIV. Lorsque l'on ne peut administrer
intérieurement les vermifuges, on les applique
sur le bas-ventre en cataplasmes, en onguens
ou en emplâtres. Les moyens que l'on préfère
alors sont les amers, et notamment l'absynthe,

la rue, la tanaisie, l'aloès, la coloquinte, la
bile, les huiles empyreumatiques, &c. : employés de la sorte, les vermifuges produisent
souvent leurs effets à un plus haut degré, que
lorsqu'ils ont été pris par la bouche. Les lavemens que l'on met en usage dans l'intention de
favoriser la sortie des vers doivent être agréables à ces insectes, afin qu'ainsi attirés près de
l'extrémité inférieure du tube intestinal, ils en
soient plus facilement chassés. Ces lavemens
sont ceux de lait, de bouillon et de substances
douces : ceux de ces médicamens qui sont amers
ou salins ne peuvent être mis en usage que contre les ascarides, nichés à la partie la plus inférieure du rectum. La réduction d'une hernie qui contenoit des vers, doit être considérée comme un moyen vermifuge.

§. CLXXV. La chirurgie nous offre encore les
moyens les plus sûrs, comme aussi les plus efficaces dans les constipations complètes.

1°. Lorsque l'on est appelé pour une constipation, il faut soigneusement explorer l'abdomen, afin de s'assurer s'il n'existeroit pas une
hernie ; dans ce cas , la réduction est presque
le seul moyen de procurer des selles.

2°. L'usage externe des purgatifs (§. 171), dans
les cas peu opiniâtres et exempts d'inflammation, peut devenir très-avantageux , du moins

n'expose-t-il pas aux inconvéniens qu'entraîne souvent après elle l'administration interne de ces médicamens dans les suppressions du ventre.

3°. On peut employer avec succès les lavemens différemment composés, selon la cause de la constipation ; *humectans*, lorsque les intestins sont dépourvus de sérosités, et que les excrémens sont durs et secs ; *émolliens* et *calmans*, lorsqu'il y a spoliation du mucus intestinal, douleurs et spasmes, et dans les cas même d'entortillement et d'invagination des intestins ; *irritans*, lorsque le tube alimentaire ne jouit pas d'une activité suffisante pour expulser les matières fécales, ou pour reprendre leur position respective, après l'avoir abandonnée ; c'est dans ce cas que la fumée de tabac peut devenir avantageuse.

4°. Mais s'il y avoit beaucoup d'érétisme, et que l'inflammation menaçât de se joindre à la constipation, il faudroit promptement recourir aux bains chauds, qui, en opérant une détente générale, pourroient seuls procurer des selles : on pourroit en même temps faire de légères frictions sur l'abdomen. Un procédé opposé a quelquefois été suivi des mêmes résultats dans les cas opiniâtres, je veux parler de l'aspersion subite des pieds avec de l'eau froide. Les circon-

stances particulières dans lesquelles cette ma-
nœuvre convient, n'ont pas encore été bien déterminées ; mais la sympathie bien évidente des
pieds avec les intestins , permet d'y avoir recours, avec d'autant plus de raison, qu'en pre-
nant les précautions convenables, il est rare que
l'emploi de ce moyen devienne funeste.

5°. Lorsqu'un haut degré de sècheresse, de
tension et de spasme des 'intestins favorise la
constipation, en rendant les excrémens durs et
secs, on doit se servir de préférence des fomentations et des embrocations huileuses souvent
réitérées sur le bas-ventre.

6°. Les suppositoires ( *suppositoria , hypo-
theta , glandes , globuli* ) s'emploient plus particulièrement chez les enfans. On les fait de lard,
de suif, de figues, de gros raisins ( raisins da-
mas ), de miel cuit, de térébenthine. Tous produisent une irritation mécanique sur l'extrémité inférieure du rectum ; mais ils agissent
différemment, suivant leur composition : ainsi,
ils deviennent humectans, relâchans, calmans,
irritans, &c. Lorsqu'on veut les rendre plus
stimulans, on leur ajoute, on les saupoudre, ou on
les enduit avec un sel neutre , ou une substance
purgative comme le jalap, l'aloès, l'ellébore, la
coloquinte. On s'en sert spécialement lorsque le
rectum est rempli de matières endurcies , des-

quelles il ne peut se débarrasser (*) , ainsi que pour rendre cet intestin plus coulant, pour calmer son irritation , pour fondre les engorgemens qui s'y rencontrent, et dans certains cas pour favoriser un flux hémorrhoïdal. L'introduction trop fréquente des suppositoires affoiblit singulièrement les sphincters, et détermine à la longue des callosités à la marge de l'anus. Les suppositoires irritans doivent être rejetés lorsqu'il existe de fortes congestions , ou une vive irritation sur le rectum.

7°. On dirige des vapeurs émollientes chau-

---

(*) Lorsque les suppositoires ordinaires sont sans succès , on peut essayer d'introduire dans le rectum, et de retenir au-dehors , à l'aide de lacs , un morceau de bois de la grosseur du petit doigt, et long de cinq à six pouces ( suppositoire piémontais ). Le fait suivant prouve en faveur de ce moyen. Dans les premiers jours de ventôse an XII, P. D*** avala une grande quantité d'oxide de cuivre vert. Des accidens alarmans se déclarèrent, et furent combattus par une boisson abondante de sirop commun. Cinq jours après , le malade souffroit d'une constipation opiniâtre qui avoit résisté à l'emploi réitéré des lavemens et des suppositoires de savon : le matin, M. Duret prescrivit l'huile de ricin ; mais comme elle restoit sans effet, il conseilla , l'après-midi, le suppositoire piémontais : quelques minutes après, D*** éprouva des épreintes , et une selle d'excrémens durs et globuleux suivit de près.

des vers l'orifice de l'anus, dans les constipations qui sont la suite de la sécheresse et du
spasme de cette portion du canal intestinal.

8°. Nous parvenons souvent à dissiper des
constipations opiniâtres, et à remédier à l'entortillement des intestins en remplissant subitement le canal intestinal d'eau, à l'aide d'une
machine fort simple, dont on se sert de la manière suivante. Après avoir fixé à l'une des extrémités d'un solide boyau, une canule de seringue, et avoir adapté un entonnoir ordinaire
à l'autre extrémité, on introduit la canule dans
le rectum, de même que pour administrer un
lavement : alors une personne montée sur une
chaise à côté du malade, qui est debout ou cou-
ché, tient l'entonnoir aussi élevé que le permet
la longueur du boyau, et l'on remplit précipitamment le dernier d'eau modérément froide.
De cette manière la colonne d'eau de même hau-
teur, et d'un volume égal au tube dont on s'est
servi, va presser sur le lieu obstrué, et détruire
l'embarras (*). On peut revenir à ce procédé,
lorsque l'on n'a pas réussi la première fois.

9°. Des tumeurs ou d'autres obstacles mécaniques s'opposent quelquefois à la sortie des ex-

______

(*) Une seringue ordinaire ne pourroit-elle pas avantageusement remplacer cette machine ?

Q

crémens. Si ces obstacles sont accessibles aux
secours de l'art , on peut espérer de guérir :
dans le cas contraire , la maladie reste souvent
incurable.

## ARTICLE III.

### *Des évacuations cutanées.*

§. CLXXVI. Les principales raisons qui déterminent à provoquer une transpiration, et même
une sueur universelle, sont : la suppression de
ces excrétions suivie d'accidens ; la tendance
que montre la nature à évacuer, par cette voie,
des matières morbifiques très – subtiles ; une
surabondance des humeurs séreuses.

Les céphalalgies, l'oppression, les spasmes ;
l'hydropisie , l'apoplexie, et une infinîté d'autres affections , peuvent être la suite de la suppression d'une évacuation de la sueur habituelle
des pieds, des mains , des aisselles, &c. c'est le
cas de rappeler , puis d'entretenir ces excrétions. Il est d'autres circonstances où il est nécessaire d'exciter des sueurs partielles qui
n'avoient pas lieu précédemment ; c'est ainsi
que l'on en excite sur la poitrine lorsque des
humeurs âcres se sont fixées sur les poumons,
et les irritent ; autour des articulations qui
souffrent de la présence d'une matière rhu-
matismale ou arthritique.

§. CLXXVII. Les sudorifiques externes agissent, ou en relâchant la peau et en dilatant ses pores, ou en stimulant cet organe, en accélérant la circulation, et en procurant une vive expansion vers l'extérieur. Il a déjà été question de ces moyens, ainsi que de la manière de s'en servir ; ce sont les bains chauds, les bains de vapeurs ( les étuves sèches et humides sont tombées en désuétude ), les fumigations, les frictions, l'habitude de porter une chemise de laine sur la peau, les rubéfians, les vésicatoires, l'électricité, l'exercice, &c. Le bain froid peut aussi déterminer la sueur, quelque temps après que l'on en est sorti.

§. CLXXVIII. Lorsque l'on n'a d'autre intention que de procurer des sueurs partielles, on applique ces moyens sur le lieu qu'on a choisi pour cela. On se sert dans la même intention des bains chauds (§. CXXVII), des bains de cendres, de sable (§. LXXXV). La toile ou le taffetas gommés, appliqués immédiatement sur la peau, conviennent aussi parfaitement ; mais il ne faut pas que le cirage soit fait avec des couleurs préparées au plomb ; c'est pourquoi le vert ne convient pas.

## ARTICLE IV.

### *De l'évacuation des voies urinaires et des parties génitales.*

§. CLXXIX. Lorsqu'il se rencontre quelques obstacles à la sortie des urines, que ce liquide s'accumule dans les uretères, la vessie ou l'urètre, qu'il s'infiltre dans le tissu cellulaire voisin, ou bien, lorsque des corps étrangers, du sang, du pus, du mucus, des graviers, séjournent dans ces organes, il faut en venir à divers moyens chirurgicaux pour en procurer l'évacuation.

§. CLXXX. Les embrocations avec les huiles ( §. LXXIX 3. ), faites sur la région des reins, sur l'hypogastre et le périnée, sont d'excellens diurétiques, lorsqu'il y a plutôt défaut de sécrétion que d'excrétion.

On emploie avec avantage les fomentations émollientes, calmantes, les bains de vapeurs, les demi-bains chauds, et sur-tout les lavemens émolliens et calmans qui contiennent beaucoup d'opium, dans les cas où la sortie de l'urine ou de toute autre matière est empêchée par un état de tension, de douleur, par l'inflammation des voies urinifères. S'il s'y rencontroit du sang coagulé, on pourroit ajouter de l'arnica aux fomentations et aux lavemens.

Si des matières dures et ténaces , comme du sang grumelé, un mucus desséché, des graviers, des petits calculs, en séjournant dans la vessie ou dans l'urètre, s'opposoient au libre écoulement de l'urine, des injections aquo-mucilagineuses, onctueuses, et de préférence celles de lait, d'huile, d'une émulsion d'amandes, &c. faites avec précaution, seroient d'un grand secours : quelquefois même elles procurent la sortie de pierres assez volumineuses.

L'aspersion inattendue des pieds avec l'eau froide, a, dans certains cas, fait cesser subitement des rétentions opiniâtres.

Lorsque l'émission des urines est empêchée par un rétrécissement de l'urètre, par une ancienne lésion de ce canal , par un corps étranger, ou par une compression extérieure, et qu'aucun des moyens doux proposés, ne peut apporter de soulagement, il faut avoir recours à l'introduction d'un stylet, d'une bougie, ou même d'un cathéter, et écarter, s'il est possible, l'obstacle, afin de ne point être obligé de revenir à ce procédé toujours fatigant. Mais si après avoir tout tenté, on ne parvenoit pas à évacuer un amas urgent d'urines, il faudroit incontinent pratiquer la *cystocenthèse* ( le plus communément c'est par le rectum), et dans quelques cas l'*uréthrocenthèse* (ponction de l'urètre).

Q iij

Ce n'est que chez les femmes que les émolliens et les relâchans énergiques, ont pu procurer la sortie par le canal de l'urètre, de calculs
d'un certain volume. Nous ne connoissons aucune liqueur qui, injectée dans la vessie, puisse
sans danger, dissoudre les pierres qu'elle con-
tiént; le seul moyen à mettre en usage dans ce
cas est la *cystotomie* (*).

§. CLXXXI. Il convient de déterminer et de favoriser un écoulement de l'urètre dans les deux
sexes, et du vagin chez la femme:

Lorsqu'il existe dans ces organes un écoulement destiné à les débarrasser des matières
hétérogènes, âcres, qui les irrite.

Lorsqu'à la suppression d'un écoulement uré-
thral succèdent des amas de sérosité, des engorgemens, des indurations, des tumeurs et autres
accidens dans ce canal, vers la prostate, aux tes-
ticules, aux glandes inguinales, aux yeux et
ailleurs. Il ne faut cependant pas que ces affections secondaires soient trop anciennes et enra-
cinées ; car alors le rétablissement de l'écoulement n'auroit plus d'action sur elles.

§. CLXXXII. Dans les écoulemens spontanés
nécessaires, le chirurgien doit se borner à éloi-

---

(*) C'est improprement que l'on a appelé cette opération *lithotomie*, puisque l'on n'incise pas la pierre.

gner les obstacles. Ainsi, il diminuera le trop grand épaississement des matières, à l'aide des injections émollientes ; il combattra l'inflammation, et le spasme violent du canal de l'urètre par les saignées locales, les fomentations et les lavemens émolliens dans lesquels il aura fait entrer l'opium à grande dose ; il favorisera par des scarifications, le dégorgement du prépuce, lorsque sa grande tuméfaction s'opposera à l'écoulement, et ainsi du reste.

§. CLXXXIII. Les moyens propres à augmenter ou à décider ces sortes d'écoulemens, sont, 1°. Les injections stimulantes, qui doivent toujours être douces, sur-tout lorsque l'inflammation n'est pas entièrement dissipée : telles sont, de foibles dissolutions de potasse fondue, d'oxide de cuivre vert, de sulfate de zinc, de muriate suroxigéné de mercure ; la teinture de cantharides, &c. 2°. Les stylets et les bougies dont la présence seule suffit pour irriter, mais qu'on peut encore enduire avec les stimulans indiqués, et même avec de la matière blénorrhoïque, lorsque l'affection est la suite de la suppression d'un écoulement de cette nature : ces corps doivent être introduits avec précaution, lorsque l'intérieur du canal est dans un état d'inflammation et de constriction spasmodique. 3°. On peut enfin, à l'aide d'un instrument approprié, por-

ter un léger caustique sur le point épaissi du
canal, afin de décider dans cet endroit une suppuration capable de détruire insensiblement
l'obstacle.

## ARTICLE V.

*Des évacuations nasales* (Apophlegmatismus
per nares).

§. CLXXXIV. On appelle errhins (*apophlegma-
tisonta, vel apophlegmatisantia per nares,
errhina*), les moyens dont on se sert pour opérer une évacuation nasale ; lorsque ces moyens
sont assez énergiques pour provoquer l'éternuement, ils prennent le nom de sternutatoires
(*sternutatoria, ptarmica*).

§. CLXXXV. La simple évacuation convient,
1°. dans la surabondance des humeurs pitui-
teuses, lors de la présence de sang coagulé, de
mucus, de pus, de vers, &c. dans les narines ;
2°. dans les douleurs, les inflammations, les
engorgemens, et dans d'autres affections analogues, des yeux, des voies lacrymales, des nerfs
optiques, de la partie antérieure du cerveau,
des oreilles, de la bouche, de la trachée artère,
et des poumons qui sont la suite d'un dépôt
de matières séreuses, muqueuses et âcres,
sur ces parties ; 3°. dans les violentes céphalal-

gies, dans les spasmes et autres accidens qui reconnoissent pour cause la suppression d'un écoulement nasal habituel.

*Contre-indications.* Les fortes congestions vers la tête, un excès de sensibilité; et l'inflammation des narines; la répugnance invincible de certains individus, pour quelques-uns des moyens propres à favoriser cet écoulement.

§. CLXXXVI. Les sternutatoires sont indiqués, 1°. par l'existence de corps étrangers, dans les narines ou dans les voies de la respiration, qui ne peuvent être expulsés que par un effort considérable, et une violente secousse produite par l'air expiré ; 2°. par la présence de matières immobiles sur le cerveau, les nerfs optiques, et sur d'autres organes, et même dans la poitrine et l'abdomen ; 3°. par la foiblesse en général, et en particulier par la paralysie des nerfs optiques et auditifs ; 4°. dans l'inertie de la matrice lors de l'accouchement ; dans celle du rectum et de la vessie, lors de l'expulsion des matières qu'ils contiennent ; 5°. on a des exemples fréquens que quelques spasmes des organes de la respiration, comme le hoquet, la toux, &c. ont été dissipés par l'éternuement.

L'éternuement, sur-tout lorsqu'il est violent et prolongé, peut exposer à des suites fâcheuses, et même à la mort, dans les congestions sanguines de la tête, du col et de la poitrine, dans une apoplexie imminente, dans une forte hémorrhagie de ces organes, et même d'autres parties, dans la foiblesse, et plus encore dans les blessures des gros vaisseaux, et sur-tout de ceux de la tête et de la poitrine, dans les hydrothorax et *pyothorax* ( *empyèmes* ) considérables, dans les grossesses où il y a tendance à l'avortement, dans les hernies et les chutes, dans les affections, comme l'épilepsie et les spasmes, qu'une légère secousse peut aisément renouveler, dans tous les cas enfin, où il est nécessaire de faire observer le repos parfait, soit d'un membre, soit du corps entier, après la suspension d'une hémorrhagie, la réduction d'une fracture, après le rapprochement des lèvres d'une plaie considérable, &c.

§. CLXXXVII. Lorsqu'on veut opérer une évacuation nasale légère, sur – tout de matières stagnantes, épaissies, on s'en tient à l'usage des humectans et des émolliens, auxquels on ajoute quelquefois de légers stimulans : s'il s'agissoit d'expulser des vers, on se serviroit des amers. Mais soit que l'on fasse instiller des vapeurs, soit que l'on injecte des fluides, soit que l'on introduise dans les narines du coton imbibé, on ne parvient jamais à agir sur tous les points des cavités qui aboutissent dans l'intérieur du nez, du

moinssur les sinus maxillaires (*antrum hig mori*);
c'est pour cette raison, que lorsqu'il s'agit de
faire des injections dans ces sinus, on porte
l'extrémité d'une seringue, dont le syphon est
recourbé, dans leurs ouvertures naturelles et
dans les cas pressans, on perfore le plancher de
l'alvéole, après avoir fait l'extraction de la seconde dent molaire, et l'on porte l'injection par
cette nouvelle route.

§.CLXXXVIII. Les stimulans conviennent lorsque l'on se propose d'attirer les humeurs vers
le nez, et de les détourner de dessus d'autres organes ; quand les vaisseaux sont dans
l'inertie, et les matières à évacuer tenaces et
fixes ; toutes les fois enfin, qu'il est nécessaire de
procurer un écoulement abondant et durable.
Les principaux moyens de cette classe sont : les
plantes légèrement aromatiques, le sucre, le
carbonate et le muriate d'ammoniaque, le vinaigre, le tabac en poudre, l'ellébore, l'euphorbe, le poivre, le mercure trituré avec le
sucre, ou dans d'autres combinaisons, le sulfate
de zinc, et une multitude d'autres. On dirige
les vapeurs de vinaigre, et des autres substances
fluides dans le nez ; les autres moyens se pre-
nent sous forme de poudres fines. Ces dernières
doivent être employées en très-petites quantités,
afin d'éviter des secousses trop violentes, et l'in-

flammation : il faut aussi s'abstenir de leur usage lorsqu'il y a sècheresse de l'intérieur du nez, ou bien avoir soin dans ce cas de faire concurremment usage des injections. En géné-ral, lorsque l'on cherche à décider cette évacua-tion, sur-tout par des substances très-actives, il faut bien faire attention de ne pas corroder la membrane ténue de SCHNEIDER, et, ce qui se-roit pis encore, d'occasionner la carie qui se développe facilement sur les os délicats du nez, et notamment chez les individus souillés du virus syphilitique. Les malades s'habituent à la lon-gue à l'impression de ces excitans, qui finissent par ne plus produire d'excrétion ni d'éternue-ment, et qui d'ailleurs amènent la perte de l'odorat.

§. CLXXXIX. Ces mêmes moyens sont aussi em-ployés comme sternutatoires proprement dits ; alors on n'en donne qu'une prise par jour, ou du moins on met beaucoup d'intervalle entre leur administration, et on prend les mêmes précau-tions que ci-dessus. On continue de les admi-nistrer jusqu'à ce que l'on soit parvenu au but qu'on se proposoit. Si l'éternuement étoit trop violent, on le calmeroit à l'aide des humectans et des émolliens.

## ARTICLE VI.

### *De l'évacuation par les oreilles.*

§. cxc. *Indications.* Lorsqu'il se rencontre dans le conduit auditif externe , une grande quantité de cérumen endurci , du sang coagulé, du pus, des vers ou d'autres corps étrangers.

Lorsque du mucus , des humeurs séreuses épaissies, de l'eau, du pus, du sang , ou d'autres matières âcres , irritantes, amassées dans les cellules mastoïdiennes , ou dans la trompe d'Eustache, occasionnent la dureté de l'ouïe ou la surdité.

Lorsqu'à la carie ou à d'autres affections analogues, succèdent de si grands désordres que des corps étrangers de l'oreille interne, du labyrinthe , du limaçon, &c. peuvent être entraînés par le conduit auditif externe.

Lorsqu'un écoulement puriforme habituel de l'oreille, remédie à quelques incommodités.

§. cxci. Les différentes pièces qui entrent dans la structure de l'oreille interne , sont tellement délicates et sensibles, que nous devons éviter d'introduire dans ce conduit des moyens irritans, et nous en tenir à l'usage des humectans et des émolliens : ordinairement nous nous

servons d'une décoction aquo-mucilagineuse.
On fait parvenir dans le conduit auditif externe des vapeurs chaudes, ou on y fait des injections de même nature. Lorsqu'il y a des insectes, on cherche à les extraire vivans à l'aide de
pinces, d'une boulette de coton, d'un morceau
de bois enduit de térébenthine; si l'on n'y parvenoit pas ainsi, on mettroit en usage les amers,
comme le fiel des animaux, l'absynthe, l'aloës, &c.
L'eau chaude est le meilleur dissolvant de l'humeur cérumineuse épaissie. Il est impossible de
faire parvenir dans la caisse du tambour, des
injections, par le conduit auditif externe, à
moins qu'il n'y ait lésion de la membrane du
tympan ; c'est pourquoi il faut, lorsque l'on
veut faire ces injections, perforer une cellule
mastoïdienne : alors le malade étant debout ou
assis, on pousse l'injection par cette voie. La
matière ainsi poussée, pénètre toutes les cellules
mastoïdiennes, et passe dans la caisse, la bouche
et le nez, par l'intermède de la trompe d'Eustache. Lorsqu'il n'y a que la trompe d'obstruée,
on l'injecte immédiatement par la bouche ou
par le nez, à l'aide d'une seringue dont le syphon est recourbé à propos.

# ARTICLE VII.

*Des évacuations que l'on procure par la bouche* ( Apophlegmatismus per os ).

§. cxcii. Cette évacuation a les plus grands rapports avec celle du nez, et elle reconnoît à-peu-près les mêmes indications. Tantôt les matières sont déjà contenues dans la bouche, et consistent dans un mucus épais, tenace, du pus, du sang : d'autrefois ces humeurs n'existent pas, et nous cherchons à les attirer vers la bouche, et à augmenter la sécrétion de la salive, comme lorsqu'il se rencontre vers la tête des engorgemens opiniâtres de matières séreuses, muqueuses, lymphatiques, âcres, qui donnent lieu à des douleurs, à la cécité, à la surdité, et à d'autres affections analogues; lorsque les nerfs cérébraux, et en particulier ceux de la langue, des yeux et des oreilles sont sous le poids d'une foiblesse paralytique; lorsqu'il y a aridité de la bouche, et lorsque l'on est exposé à respirer des exhalaisons contagieuses.

§. cxciii. Si les matières sont déjà contenues dans la bouche, et que l'on ait pour unique intention de les disposer à l'évacuation, on met en usage les vapeurs émollientes ; on fait rincer la bouche avec des fluides émolliens, humec-

tans, légèrement stimulans, ou bien encore on
en vient aux gargarismes et aux injections
( §. LXVIII ).

§. CXCIV. Lorsqu'il s'agit d'opérer une dérivation vers la bouche, et de déterminer une
sécrétion plus abondante de salive, on a recours
aux moyens irritans, connus sous le nom de
sialagogues, ( *apoplegmatizantia per os, sia-
lagoga, masticatoria* ). L'exercice fréquent
des mâchoires , la mastication de quelques
corps durs peuvent seuls , augmenter la sécrétion de la salive ; mais on remplit plus sûrement cette indication , à l'aide des gargarismes faits avec les plantes aromatiques
( §. CXXI ), et en faisant tenir quelque temps
dans la bouche, de la moutarde, des sels neutres et alcalins, du miel malaxé avec des substances irritantes aromatiques. C'est dans la même
intention que l'on fait mâcher de la myrrhe, du
mastic, des baies de genièvre, des racines de
pyrèthre, de la moutarde, du tabac, de la cannelle, des clous de girofle, du cardamome, &c.
Dans tous ces cas, on recommande aux malades
de rejeter leur salive à mesure qu'elle arrive
dans la bouche : du reste, ce que nous avons
dit ( §. CLXXXVIII ) de l'abus des stimulans actifs,
doit s'appliquer ici : nous observerons de plus
que l'usage de ces moyens peut altérer les dents.

cxcv. Le mercure administré pendant un certain temps et à une dose suffisante, soit en frictions à l'extérieur, avec l'onguent mercuriel, soit à la manière de CLARE, avec le muriate de mercure doux, donne lieu à un écoulement abondant de salive (*salivatio*). Le fluide excrété monte souvent à plusieurs livres ; l'haleine devient fétide ; l'intérieur de la bouche et du gosier se tuméfie considérablement, souvent même s'enflamme ; la mastication et la déglutition deviennent plus ou moins laborieuses ; les dents vacillent et tombent quelquefois ; des ulcères d'un mauvais caractère naissent dans l'intérieur de la bouche, et une multitude d'autres accidens viennent assiéger le malade. Quoique cette méthode curative, toujours inutile et souvent pernicieuse, ait été justement abandonnée, nous devions en parler en passant.

## ARTICLE VIII.

*Des évacuations trachéale et pulmonaire.*

§. cxcvi. Le plus ordinairement, la trachée-artère, et les poumons n'éprouvent d'autres évacuations que ce qui s'échappe avec l'air expiré, c'est-à-dire de l'eau en vapeur, du gaz azote, et du gaz acide carbonique. Quelquefois cependant, il sort encore des molécules âcres,

R

sensibles à l'odorat. Il convient d'opérer une évacuation artificielle de ces organes;

Lorsqu'il y a une surabondance de phlogistique dans le sang, surabondance dont la nature cherche à se débarrasser, en accélérant les mouvemens de la respiration, comme dans les maladies inflammatoires et bilieuses.

Lorsqu'à la suppression subite d'une haleine fétide, succèdent les divers accidens que nous avons dit ( §. CLXXVI ) être la suite de la disparition d'une sueur locale.

Lorsque des humeurs âcres séreuses, du mucus, du pus, du sang, des corps étrangers, &c. contenues dans la trachée-artère, s'opposent à une libre entrée, ou sortie de l'air (*).

Quoique dans ces différentes circonstances l'évacuation en elle-même ne soit pas contre-indiquée, elle exige néanmoins beaucoup de

---

(*) DESAULT a rendu un service réel à la chirurgie, en montrant que l'on pouvoit souvent remplacer l'opération de la bronchotomie, qui n'est jamais exempte de dangers, par l'usage des sondes élastiques, dans les obstacles à la déglutition. qui ne présentent pour indication que de donner passage à l'air. Voyez le Mémoire de ce célèbre praticien *sur la bronchotomie et les moyens d'y remédier dans certains cas :* ouvrage cité dans la seconde note du paragraphe CLXX.

précautions, pour ne point décider de congestions dans les poumons dont la structure est
très-spongieuse et délicate : on devroit agir encore avec plus circonspection, si ces congestions existoient déjà. Plusieurs affections gas-
triques et nerveuses s'accompagnent d'oppression, de dypsnée, de toux : il faut bien prendre
garde de s'en laisser imposer alors, et ne point
aller chercher à évacuer des organes de la respiration, des matières nuisibles qui ne s'y trouvent point.

§. cxcvii. Pour remplir la première indication, il ne s'agit que de faire respirer un air capable de se charger d'une grande quantité de
phlogistique. Ici appartient l'air atmosphéri-
que que l'on entretient le plus frais et le plus
pur possible dans les appartemens des malades,
soit par l'ouverture des fenêtres, soit à l'aide
d'un ventilateur. Le gaz oxigène que l'on obtient facilement et à peu de frais du manganèse,
seroit bien préférable ; mais des circonstances
impérieuses en interdisent l'introduction dans
les chambres des malades (*).

_______________

(*) Le gaz oxigène comme médicament, est un stimulant très-énergique ; d'après cela, bien loin d'être avantageux, comme l'indique le docteur Hecker, dans les
maladies inflammatoires, et dans les cas où les mouvemens de la respiration sont accélérés, il est éminem-

§. cxcviii. On se comporte dans le second cas, comme pour provoquer les sueurs (§. clxxvii et clxxviii ). Les moyens préférables sont les bains chauds, les bains de vapeurs des poumons ( §. lxix ), l'application des cataplasmes, et les embrocations huileuses sur le thorax, surtout quand cet état est accompagné de spasmes ; les frictions faites sur la poitrine ; les vésicatoires et l'habitude de porter à nu, sur cette région, une étoffe de laine.

§. cxcix. Lorsque ce sont des matières stagnantes, ténaces, âcres, irritantes, qu'on a à combattre, on met en usage les bains de vapeurs humectans et émolliens des poumons, afin de diviser et de donner de la mobilité à ces matières. La toux nécessaire à l'expectoration, arrive communément d'elle-même : dans le cas contraire, le chirurgien peut l'exciter en faisant respirer des vapeurs stimulantes, et de préférence celle du vinaigre. En général, ce que nous avons dit sur les avantages et les inconvéniens de l'éternnement, peut s'appliquer à la toux.

___

ment nuisible : comme moyen de sanification de l'air, on ne l'introduit jamais pur dans les appartemens des malades ; mais bien combiné au gaz acide muriatique. *Voyez la note du paragraphe* cix.

# ARTICLE IX.

## *Des évacuations de sang.*

§. cc. Souvent il est nécessaire de favoriser des excrétions sanguines que la nature établit ou tend à provoquer, comme les *menstrues, les lochies, les hémorrhagies nasales et les hémorrhoïdes;* d'autres fois, il faut en venir à une ouverture artificielle d'un ou plusieurs vaisseaux, comme dans la *phlébotomie, l'artériotomie, les scarifications,* et l'application des sangsues. Chacune de ces évacuations a des effets qui lui sont propres, ainsi que des indications et des contre-indications particulières; c'est ce que nous allons successivement examiner.

§. cci. Lorsqu'à l'époque où elles doivent paître, les règles manquent; ou, si ayant paru elles cessent trop tôt, sans qu'il y ait grossesse ni allaitement, il se déclare plusieurs phénomènes morbifiques qui deviennent des indications de provoquer ce flux. On parvient à ce but;

En éloignant les obstacles qui s'opposent à l'irruption du sang, 1°. par la saignée; si, comme cela s'observe fréquemment, la pléthore en étoit la cause; 2°. à l'aide d'une opération, dans les cas où il se rencontre oblitération de l'orifice de la matrice ou du vagin , &c.

En attirant le sang vers l'utérus , et en combattant la rigidité , la tension ou la constriction spasmodique des vaisseaux utérins , qui s'opposent à son abord et son effusion. Pour cela , on se sert des humectans et des émolliens, tels que les pédiluves chauds , les demi-bains , les bains de vapeurs , les injections dans le vagin ( §. LXXI ), les lavemens émolliens, les embrocations huileuses sur l'abdomen , &c.

En déterminant vers la matrice une forte dérivation ( chap. XIV et XV), par l'emploi des stimulans, comme les fomentations , les lavemens aromatiques et amers, la saignée du pied, l'application des sangsues et des ventouses, tant sèches que scarifiées , aux grandes lèvres , les frictions, l'électricité , et notamment l'introduction, à l'aide d'une seringue , d'acide carbonique dans le vagin et dans le rectum. D'après ce que nous avons dit des humectans, des émolliens et des stimulans, il sera facile de déterminer les cas dans lesquels les uns et les autres de ces moyens, devront avoir la préférence.

§. CCII. Le flux menstruel étant fixé à des époques déterminées , il faut bien faire attention à celles-ci , lorsqu'il s'agit de le favoriser. Quelques moyens doux peuvent alors beaucoup mieux réussir que les plus énergiques réunis, mais administrés dans les circonstances opposées. Cette époque convenable, doit, ou se calculer sur le temps de l'apparition ordinaire des règles, ou se tirer des signes précurseurs, tels que les lassitudes, l'élévation du ventre, les douleurs lombaires, &c. qui se manifestent constamment dans les jours où l'écoulement auroit dû commencer.

§. cciii. Lorsque la suppression des lochies, en supposant qu'elle ne soit que passagère et uniquement dépendante de la fièvre de lait, donne naissance à des congestions dans différentes parties, et à d'autres accidens, il faut chercher à rétablir, puis à soutenir cet écoulement : on y réussit pour l'ordinaire, par l'usage des fomentations émollientes, légèrement stimulantes ( §. cxxi ), sur le bas-ventre, des pédiluves, des bains de vapeurs, des demi-bains, des embrocations avec les onguens émolliens, &c. S'il y avoit pléthore et disposition inflammatoire, on auroit recours à l'application des sangsues aux grandes lèvres, à la saignée du pied.

§. cciv. Dans l'état de santé, les personnes pléthoriques sont exposées à des hémorrhagies nasales qui, en diminuant la surcharge du sang, préviennent des engorgemens : il n'est pas rare non plus de voir dans le cours des fièvres, ces sortes d'écoulemens servir de crises salutaires, mais rarement avant le quatrième jour. Les signes précurseurs de l'épistaxis sont une pesanteur de tête, sur-tout vers les tempes, la céphalalgie, les vertiges, l'apparition d'étincelles devant les yeux, l'obscurcissement de la vue, la rougeur des yeux, des douleurs à la nuque, le prurit du nez, &c. &c. Si ces signes persévèrent quelque temps sans écoulement du sang, il faut aider cette tendance de la nature, en exposant la face du malade au-dessus des vapeurs émollientes, stimulantes, en administrant de doux errhins, et en appliquant des sangsues autour du nez.

§. ccv. Le flux hémorrhoïdal est toujours l'indice d'un état morbifique. Cependant lorsqu'il arrive à propos, nous ne le voyons pas d'un œil indifférent, car il prévient, et souvent même guérit des affections graves, telles que les fortes congestions du cerveau ou de la poitrine, l'apoplexie, l'hémoptysie, &c. Pour le favoriser dans ces circonstances, on doit en général s'y prendre de la même manière, que pour provoquer les menstrues (§. cci); quelquefois même on est obligé d'ouvrir les boutons hémorrhoïdaires avec l'instrument tranchant.

§. ccvi. La saignée est un des moyens les plus héroïques de la chirurgie : ses effets sont nom-

breux. Elle diminue la masse du sang, et dé-
semplit les vaisseaux, d'abord ceux du lieu où
on la fait, puis ceux de toutes les parties successivement. Elle attire le sang de tous les points
du corps vers le vaisseau piqué : de-là un moindre effort de ce fluide contre ses réservoirs, et
une réaction moins grande du cœur et des gros
vaisseaux. Elle rallentit le mouvement de la circulation, diminue la chaleur, l'inflammation
et la fièvre. Elle relâche non-seulement les vaisseaux, mais encore les fibres nerveuses et mus-
culaires, et détermine ainsi une foiblesse et un
relâchement plus ou moins considérables de
tout le corps, et la raréfaction du sang. Elle
agit encore comme révulsif et comme dérivatif:
de ces deux derniers effets, résultent la dissi-
pation et l'éloignement des amas et des engorgemens sanguins. La saignée devient quelquefois, et sur-tout chez les individus foibles un
moyen stimulant; elle occasionne des anxiétés,
des agitations, des spasmes, et une infinité
d'accidens analogues ; d'autres fois elle détermine la syncope, et en général, il n'est guères
possible de la faire, et moins encore de la ré-
péter, sans affoiblir sensiblement les forces.

§. ccvii. Une diminution subite du sang ( de
la quantité déterminée et du mouvement convenable de ce fluide, dépend directement la vie),

ne peut avoir lieu sans opérer dans l'économie, des changemens dont les suites sont rarement salutaires, et dans la plupart des cas, au contraire, éminemment pernicieuses. Ceux qui abusent de la saignée, exposent les malades aux plus grands dangers : les seuls cas dans lesquels il soit permis d'avoir recours à cette opération, sont :

1. *La vraie pléthore, et les accidens qu'elle entraîne après elle* : une saignée proportionnée à cet état, apporte un secours instantané ; mais au lieu de prévenir une réplétion nouvelle, elle la favorise, et si on la répète souvent, elle amène le relâchement des fibres, et la dissolution du sang. Quoique la saignée soit également suivie d'un soulagement momentané dans les accidens graves dépendans d'une pléthore apparente, il ne faut cependant y avoir recours qu'avec circonspection, d'autant plus que cet état se rencontre souvent avec la disette du sang, la prostration des forces, et une foiblesse, une sensibilité, et une irritabilité excessives des fibres, maux qu'aggraveroit l'émission du sang. La saignée peut néanmoins devenir encore avantageuse, et en particulier chez les individus pléthoriques, sans qu'il existe de symptômes urgens ; c'est ainsi qu'il convient de la pratiquer, lorsque l'on ne peut pas mettre les

malades à l'abri d'une vive irritation, d'une violente secousse, &c. dans les grandes opérations, dans le vomissement. Dans ce cas, si l'on n'avoit pas eu la précaution de diminuer la pléthore, on seroit exposé à voir se développer des accidens très-funestes.

2. *Les fièvres inflammatoires aiguës non compliquées et les vives inflammations locales.* Lorsqu'il s'agit ici, d'affoiblir considérablement ou d'étouffer la fièvre, de résoudre une inflammation ( comme c'est toujours le cas dans les inflammations internes ), la saignée est un remède héroïque, et sans contredit le premier de nos anti-phlogistiques ; quelquefois même il est nécessaire de la réitérer jusqu'à ce qu'on s'apperçoive de la lenteur et de la mollesse du pouls. Mais il ne faut jamais abuser de ce moyen , et bien faire attention de ne point troubler la marche d'une fièvre salutaire, de ne point s'opposer à une coction ou à une crise, d'empêcher le développement d'une suppuration avantageuse, &c. (§.cxlii). C'est pour cette raison qu'il faut bien se garder d'en venir à cette opération, ou du moins, ne la faire qu'avec réserve, dans les fièvres où il se rencontre dans les premières voies ou dans le torrent de la circulation, une matière morbifique à élaborer et à expulser ; dans les suppurations déjà

commencées, et dans tous les cas analogues.

5. *Les engorgemens sanguins du cerveau, des poumons*, &c. La saignée devient ici un moyen révulsif très-efficace, mais on doit la faire à des vaisseaux déterminés, suivant l'état de la congestion.

4. *La foiblesse et le défaut de réaction du systême vasculaire*, soit dans toute son étendue, soit dans quelques-uns de ses points ; la foiblesse et le relâchement d'un organe, les anévrysmes et les varices volumineux, et même les polypes des gros vaisseaux. Il faut dans tous ces cas ne conserver que la moindre quantité possible de sang, autrement, on s'exposeroit à voir survenir les accidens les plus funestes par la distension des vaisseaux.

5. *La non apparition des écoulemens naturels ou habituels sanguins*, des règles, des hémorrhagies nasales, des hémorrhoïdes, et sur-tout lorsque ces écoulemens prennent une route insolite, dangereuse, qu'ils décident des congestions vers la tête ou à la poitrine, et donnent lieu à l'hémoptysie, à l'hématémésie, &c. &c. Si la saignée ne peut jamais remplacer une évacuation sanguine, elle détourne ou au moins diminue toujours les accidens qui sont la suite de la suppression. Le choix de tel

ou tel vaisseau n'est pas indifférent dans cette circonstance.

6. La saignée enfin est encore un moyen très-efficace pour favoriser les douleurs de l'enfantement (*), et pour les décider lorsqu'elles manquent ; mais il faut toujours avoir suffisamment égard aux contre-indications existantes. Les saignées que l'on pratique sans nécessité et par pure habitude dans le cours de la gestation, sont souvent funestes.

§. CCVIII. Outre les contre-indications de la saignée, dont il a déjà été fait mention, il en existe un grand nombre d'autres de beaucoup de valeur, telles sont en particulier la disette de sang et des humeurs, un sang dissous, ténu, séreux, la putridité, la langueur des forces vitales, le relâchement, l'exaltation de la sensibilité et de l'irritabilité, les spasmes, l'existence

_______________

(*) Ce n'est guère que dans les cas de vive irritation, de trop de rigidité, et d'une forte contraction spasmodique du col de la matrice, que l'on emploie la saignée, ainsi que les bains chauds pour faciliter l'accouchement ; il faut donc bien se garder de prendre à la rigueur l'expression *de douleurs de l'enfantement*. L'auteur entend par-là, les contractions nécessaires à l'expulsion du fétus et non les douleurs physiques qui, bien loin d'être augmentées, seroient affoiblies par la saignée : on sait d'ailleurs que le vulgaire appelle *vraies douleurs*, ce que les accoucheurs désignent sous le nom de *contractions*.

de quelques évacuations salutaires. Les saignées que l'on pratique dans ces cas, sans des indications bien péremptoires, sont on ne peut pas plus nuisibles.

§. CCIX. Quelques heures avant l'opération, le malade s'abstiendra de manger (*), et évitera

---

(*) L'observation suivante, prouve combien cette précaution est essentielle. En l'an x, une femme entrée à la clinique des accouchemens de l'Ecole de médecine de Strasbourg pour faire ses couches, fit, dans les derniers mois de la gestation, une chute qui fut suivie de divers accidens. Le professeur FLAMANT ayant prescrit une saignée du bras, j'indiquai la veille, à la malade, l'heure à laquelle je ferois l'opération, en lui recommandant de se tenir à jeun. Arrivé près d'elle le matin, je lui demandai si elle n'avoit pas mangé : elle me répondit que non, et je la saignai étant assise ; ayant voulu, après avoir ôté la ligature, lever le doigt de dessus l'ouverture pour y mettre la compresse, je ne vis pas sans surprise le sang jaillir avec autant d'impétuosité qu'auparavant. J'avois ouvert la basilique ; mais j'étois sûr de n'avoir point intéressé l'artère : je portai la main vers la poitrine, afin de m'assurer s'il n'existoit pas quelque compression, qui pût me rendre raison de ce phénomène, et je ne trouvai rien. J'appliquai sur l'ouverture une compresse trempée dans du vinaigre, mais sans succès ; car après quelques minutes, ayant cessé la compression que j'exerçois sur cette compresse, le sang parut de nouveau avec force. J'étois sur le point de faire appeler M. FLAMANT, qui se trouvoit dans une salle

tout ce qui pourroit troubler la circulation ,
comme les substances échauffantes, les irritations externes , et les vives affections de l'ame.
A l'instant de la saignée, on le fera asseoir ou
coucher, de manière à ce qu'aucune partie ne
soit comprimée ; ces précautions prises, on fa-
cilitera l'abord du sang, à l'aide des frictions
sèches et des bains chauds , et l'on s'opposera
au retour de ce fluide, en plaçant au-dessus de
l'endroit où l'on doit faire la piqûre (*), une ligature qui ne devra pas comprimer assez pour
intercepter la circulation artérielle. Il appartient à la chirurgie spéciale, et à la médecine
opératoire de donner les préceptes relatifs à
l'appareil , au manuel de l'opération , à la

---

voisine , lorsque cette femme fut prise d'un vomissement qui lui fit rejeter des alimens qu'elle avoit pris à
notre insu , et l'écoulement s'arrêta de suite. Ne peut-
on, et ne doit-on pas même raisonnablement attribuer
ce phénomène singulier à la surcharge de l'estomac ? On
me dira peut-être que la secousse générale occasionnée
par le vomissement a opéré une diversion avantageuse
des forces ; mais alors quelle pouvoit être la cause de
l'hémorrhagie ?

(*) Cette règle souffre une exception pour les saignées
de la face et du col ; celles-ci exigent que la ligature
soit placée au-dessous de la piqûre ; il vaudroit donc
mieux dire, *entre le cœur et le lieu de l'ouverture,* ce qui
est applicable à tous les cas.

position de la partie sur laquelle on opère, au pansement curatif de l'incision, et au traitement de certains accidens consécutifs, comme le thrombus, la lésion des artères, des nerfs, &c.

§. ccx. Immédiatement après l'ouverture de la veine, et pendant que le sang coule, il se manifeste des changemens différens suivant la grandeur de l'incision, suivant la rapidité ou la lenteur de l'écoulement, suivant la quantité du sang évacué, et ainsi de suite. C'est sur ces divers changemens que l'on a établi quatre espèces de saignées. L'évacuative (*evacuatoria*) est celle dans laquelle on a pour unique but le dégorgement des vaisseaux ; la spoliative (*spoliatoria*), s'emploie dans l'intention de diminuer la masse du sang (*) ; la dérivative (*derivatoria*), se pratique pour opérer une déplétion des vaisseaux voisins de la piqûre, et y attirer le sang des parties éloignées ; la révulsive (*revulsoria*), se fait dans l'intention de détourner le sang de dessus un organe où il s'étoit accumulé. La saignée produit toujours ces quatre effets, mais dans des degrés différens.

§. ccxi. Le choix du vaisseau est indifférent

---

(*) Ou, pour plus de précision, pour procurer un écoulement plus abondant de la partie rouge du sang que des autres parties.

pour les saignées évacuatives et spoliatives. La saignée révulsive doit se pratiquer aussi près que possible de l'endroit où l'on veut opérer la révulsion , et aux vaisseaux par lesquels se fait le retour du sang de cette partie; sans cette précaution l'on n'obtient pas les effets desirés d'une manière prompte et sensible. La saignée dérivative au contraire se fait à une veine située très-près, et en rapport direct avec les artères de la partie sur laquelle on veut attirer le sang.

Les veines que l'on ouvre le plus ordinairement sont,

1°. *A la tête ;* la frontale , dans les fortes congestions cérébrales, dans les douleurs gravatives de la tête , dans la phrénésie ; la ranine, sous la langue, dans les mêmes circonstances, ainsi que dans l'inflammation de la langue et des autres parties de l'intérieur de la bouche. La difficulté de tirer beaucoup de sang de la ranine et des autres veines de la tête, a fait abandonner ces saignées que l'on peut avantageusement remplacer par l'application des sangsues et des ventouses.

2°. *Au col ;* la jugulaire externe et la médiane du cou , pour effectuer une révulsion prompte et efficace du cerveau, chez les noyés, les pendus, les apoplectiques , les phrénétiques, &c. lorsqu'il y a de fortes congestions de sang vers le cerveau ; mais pour réussir, il faut faire une grande ouverture, après avoir eu la précaution de comprimer ces veines à l'aide d'une ligature ou d'une machine appropriée.

3°. *Au bras et à la main ;* presque toutes les ramifications veineuses qui s'y rencontrent. C'est au bras que l'on pratique communément les saignées spoliatives et celles évacuatives : les révulsives pour les parties inférieures, et pour la poitrine, peuvent aussi y être faites.

4°. *Au pied ;* les différens rameaux veineux peuvent servir pour les saignées spoliatives et évacuatives, ainsi que pour celles révulsives des parties supérieures et dérivatives des inférieures, comme l'utérus.

5°. On ouvroit autrefois la veine dorsale de la verge dans les inflammations des parties génitales ; mais cette opération est jointe à tant de difficultés et de dangers qu'on l'a abandonnée : d'ailleurs, les sangsues, dont on peut se servir plus facilement, produisent les mêmes effets.

§. ccxii. Lorsque l'on ne se propose d'obtenir que les effets évacuatifs et spoliatifs de la saignée, et que le sang jouit d'une fluidité convenable, une petite incision est préférable. De cette manière, on n'apporte point dans l'économie de ces changemens subits et extraordinaires qui obligent chez les personnes délicates et sensibles, à suspendre par intervalle l'écoulement du sang; sous ce rapport, les petites saignées réitérées plusieurs fois dans la journée, sont fort avantageuses. Mais si la réussite tenoit à une révulsion et à une dérivation promptes, et si le sang étoit épais et visqueux, il faudroit faire une grande incision.

§. CCXIII. La valeur et la nature des indications, l'état dans lequel se trouvent les malades, et les phénomènes qui se manifestent durant l'évacuation, sont les seules choses auxquelles on doive avoir égard pour la quantité de sang à tirer. Toute évaluation faite d'après la grandeur d'un vase ou d'après la balance, est illusoire, et n'offre aucune utilité.

§. CCXIV. La saignée est bien plus rarement indiquée chez les vieillards et les enfans (*),

----

(*) Je crois, avec le professeur TOURTELLE, que lorsque la saignée est indiquée chez ces derniers, les sangsues sont préférables à la lancette. « Outre l'avantage, dit ce praticien, qu'elles ont d'évacuer plus directement le tissu cellulaire qui est ordinairement chargé de sang dans les enfans, elles affoiblissent bien moins, parce qu'elles évacuent peu à peu et de la manière la plus conforme à la nature, qui, dans les hémorrhagies, fait ordinairement couler le sang en petite quantité à la fois,

que chez les individus du moyen âge ; on peut néanmoins la pratiquer avec sécurité et succès à toutes les époques de la vie, lorsqu'elle est bien indiquée.

La saignée, par ses effets multipliés, peut être utile avant ou pendant l'emploi de la plupart des autres méthodes curatives. Elle convient, 1°. dans la méthode *humectante*, puisqu'elle diminue la tension et la chaleur, atténue le sang, et prévient les accidens fâcheux qui pourroient résulter de l'application de ces moyens et en particulier de l'usage des bains chauds ; 2°. dans la méthode *émolliente*, par la même raison ; 3°. dans la *dessiccative*, en ce qu'elle diminue la masse des fluides en général ; 4°. dans l'*astringente*, en favorisant le resserrement des petits vaisseaux ; 5°. dans la méthode *excitante*, en ce qu'elle calme les effets immodérés des moyens stimulans ; 6°. elle convient encore dans les méthodes *calmante* et *anti-phlogistique* ; pour favoriser la suppuration et la résolution des engorgemens ; dans le traitement des personnes empoisonnées, &c. &c.

§. ccxv. On a avec raison entièrement rejeté l'artériotomie. Les avantages que l'on retire de

---

et goutte à goutte ». *Élémens de matière médicale*, pag. 216. Ce procédé d'ailleurs épouvante moins ces petits malades

ce procédé pour opérer des dérivations et des révulsions , ne peuvent point l'emporter sur les risques que l'on court en ouvrant de grosses artères. Les anciens saignoient fréquemment à l'artère temporale dans les fortes congestions cérébrales ; mais la position superficielle de ce vaisseau ne permettant pas d'obtenir une forte révulsion des parties internes de la tête , sa prompte constriction suspendant bientôt l'écoulement, et cette opération n'étant pas d'ailleurs, exempte de tout danger, on la pratique à peine de nos jours.

§. ccxvi. Les *scarifications* sont de petites plaies faites à la peau à l'aide d'une lancette, d'un bistouri ou d'un instrument particulier connu sous le nom de *scarificateur.* On peut en faire sur toutes les parties du corps où il ne se rencontre pas des os ou des vaisseaux et des nerfs considérables, immédiatement sous la peau : on scarifie même la conjonctive et les gencives. Les effets généraux des scarifications diffèrent peu de ceux de la saignée ; elles en ont cependant de particuliers.

1°. Outre l'écoulement du sang qu'elles procurent, elles déterminent l'évacuation d'autres fluides contenus dans le tissu cellulaire, du sang extravasé, de l'eau, de la lymphe, du pus, des matières séreuses, âcres, &c. Sous ce rapport

les scarifications sont d'un grand secours dans
plusieurs infiltrations cutanées, dans les douleurs, dans les tensions, dans les paralysies, et
dans toutes les affections en un mot, qui reconnoissent pour cause la présence de ces matières ;
dans les éruptions chroniques, &c. Elles sont
contre-indiquées dans les hydropisies accompagnées d'un grand relâchement des fibres, de dissolution et d'acrimonies ; car la gangrène sui-
vroit aisément leur emploi.

2°. On se sert avec avantage des scarifications
pour opérer une révulsiou, ou une évacuation
locale, dans les engorgemens, et les épanchemens de sang, où la saignée est contre-indiquée.
On peut également s'en servir chez les personnes replètes dans les cas où la saignée étant indiquée, elle ne peut être pratiquée à cause de
la difficulté de découvrir les veines ; mais alors
on scarifie dans plusieurs points, et plusieurs
fois.

3°. Les scarifications ont des effets révulsifs
et dérivatifs très-prompts et très-efficaces, qui
dépendent, de ce que l'on les fait très-près,
et souvent même immédiatement sur le lieu
affecté ; de l'irritation produite par le grand
nombre de petites plaies faites en même temps,
et par l'application des ventouses.

§. ccxvii. D'après ces considérations, elles

sont très-utiles dans les inflammations internes ; mais alors il faut les pratiquer extérieurement au point correspondant à l'organe affecté(*), à la partie postérieure de la tête, par exemple, et à la nuque dans les congestions cérébrales. Dans les ophtalmies et dans les engorgemens sanguins des yeux, on ouvre les veines variqueuses de la conjonctive avec une barbe d'orge, ou une lancette, ou bien encore on fait l'excision de ces vaisseaux à l'aide de ciseaux appropriés. On scarifie les gencives et la langue dans les odontalgies et le glossitis. Les scarifications conviennent aussi pour favoriser les écoulemens sanguins habituels, &c. &c.

Lorsqu'on ne se propose par les scarifications

_______________

(*) Dans les douleurs et les inflammations articulaires, et sur-tout dans celles qui sont causées par des violences extérieures, l'application des ventouses scarifiées autour même de l'articulation malade, est un moyen héroïque, généralement trop négligé en France. J'ai vu plusieurs fois, en Allemagne et à Strasbourg, des douleurs inouïes de l'articulation du fémur avec les os du bassin , après des chutes faites sur le grand trochanter, être singulièrement allégées, et l'inflammation qui en auroit été la suite presque inévitable , prévenue par l'application de huit, dix et jusqu'à quinze ventouses scarifiées à la partie externe et supérieure de la cuisse. Ce moyen n'est pas moins avantageux dans les fortes contusions des autres parties.

S iv

que de déterminer un léger écoulement, les incisions sont suffisantes ; mais lorsque les fluides à évacuer sont ténaces et stagnans dans les vaisseaux sous-cutanés, et lorsqu'on veut effectuer une évacuation révulsive ou dérivative importante, il faut seconder leur action, en employant avant ou après, les bains chauds, les frictions et les ventouses, avec la précaution toutefois d'avoir égard aux effets que peuvent produire ces moyens accessoires.

§. CCXVIII. Les sangsues (*hirudines*) sont un des moyens les plus efficaces, et un de ceux duquel le chirurgien peut le moins se passer. Leur manière d'agir diffère peu de celle des scarifications. Nous pouvons les appliquer sur des points encore plus isolés et tout près de la partie malade ; elles ne produisent qu'une irritation fort légère, et il reste en notre pouvoir de ne leur laisser sucer que la quantité de sang que nous jugeons à propos. Sous ces divers rapports, les sangsues mériteroient dans beaucoup de cas la préférence sur les scarifications ; elles sont cependant sujettes à un grand inconvénient, c'est de ne vouloir pas prendre sur quelques individus et sur certaines parties du corps. Une attention que l'on doit avoir avant de les appliquer, c'est de bien nettoyer le lieu sur lequel on veut les fixer : on se sert quelquefois avant ou après leur application des bains chauds, des frictions et des ventouses, afin de favoriser la révulsion qu'elles occasionnent, de faciliter, et même d'entretenir un certain temps l'écoulement du sang. Lorsque l'on veut opérer une évacuation locale abondante, et une forte révulsion, il faut en venir plusieurs fois à l'application des sangsues. Elles conviennent dans les inflammations tant internes qu'externes, dans les affections dépendantes d'une congestion de sang vers le cerveau, les poumons, les vaisseaux hémorrhoïdaux, et dans les cas où il est nécessaire de favoriser quelques évacuations sanguines naturelles et autres. Une des principales causes de la révulsion qu'opèrent les scarifications et les sangsues, c'est l'ouverture des petites artères qui a toujours lieu alors.

Le lieu de l'application des sangsues, se détermine d'après le siége du mal, d'après la nécessité de la révulsion ; ici elles doivent toujours être placées, sinon sur l'endroit même de la révulsion, du moins le plus près possible. Quant à leur nombre, au temps de leur suction, et à leur application plus ou moins répétée, c'est aux circonstances à en décider.

## ARTICLE X.

### *De l'évacuation du lait*

§. ccxix. On doit se décider à procurer une évacuation artificielle de lait, 1°. lorsque chez une femme qui ne peut ou ne veut point allaiter, ce liquide se trouve en trop grande quantité dans les seins, et donne naissance à des engorgemens, à des inflammations, à des indurations, à des transports sur diverses parties et à mille autres accidens ; 2°. lorsque les mamelons étant trop courts, difformes, ou autrement lésés, la succion de l'enfant est devenue impossible ; 3°. enfin, lorsque la consistance et la viscosité du lait s'opposent à son libre écoulement.

§. ccxx. Lorsque la sortie du lait est empêchée par un état inflammatoire, spasmodique, et par l'épaississement de ce liquide, les fomentations et les cataplasmes émolliens, légèrement stimulans, les embrocations huileuses, et surtout avec les linimens volatils sur les mamelles, suffisent souvent pour en procurer l'écoulement. Si l'on échouoit avec ces moyens, il faudroit en venir à la succion ; mais cette opération présente de grandes difficultés, dans les cas de vive inflammation et de lésion des bouts du sein. On se sert à cet effet, A, d'un enfant bien portant,

et qui suce fortement : c'est la meilleure manière; B, d'un adulte : on ne doit confier cette
charge importante, qu'après s'être bien assuré
que la personne est propre, exempte de maladies
contagieuses, qu'elle n'a pas dans la bouche ou sur
les lèvres d'ulcères vénériens, que ses gencives ne
sont point affectées du scorbut, et qu'elle n'a pas
de dents cariées ; C, d'un jeune chien ; D, de cu-
curbites de verre ou autres, que l'on échauffe
pour en raréfier l'air , et que l'on pose ensuite
sur le sein où elles restent fixées, jusqu'à ce
qu'elles soient remplies de lait ; E, du suçoir de
verre ordinaire, ou même d'une simple pipe,
avec l'extrémité évasée de laquelle on embrasse
l'aréole : dans ces deux cas, on charge un individu fort de pomper par le tuyau ; F, d'un flacon
de gomme élastique dont le col, fait d'ivoire ou
de verre , puisse s'ajuster au mamelon : on applique ce vase affaissé, et lorsque l'on cesse de
comprimer son fond, il revient sur lui-même, et
fait ainsi l'office de pompe aspirante ; G, de la
pompe à lait de Stein , ou toute autre analogue.
Ces divers moyens peuvent encore être mis en
usage dans la double intention d'alonger et de
grossir le bout du sein , et de déterminer l'afflux
du lait.

## ARTICLE XI.

### *Des évacuations que l'on procure par des ouvertures artificielles.*

§. CCXXI. Presque toutes les évacuations, dont nous nous sommes occupés jusqu'ici, se font par des émonctoires naturels, c'est-à-dire par des ouvertures destinées dans l'état de santé, à porter différentes humeurs hors du corps ; mais certaines circonstances exigent que l'on pratique de nouvelles routes. C'est ainsi que des collections de sérosité, de pus, d'air, la présence d'un calcul, &c. nécessitent des incisions, des ponctions dans les parties molles, et même la perforation des os ; que quelques dépravations et congestions d'humeurs requièrent l'application des vésicatoires, du garou, &c. &c.

§. CCXXII. Toutes les fois que des humeurs séreuses se sont amassées entre le tissu cellulaire, ou dans des cavités, soit naturelles, soit accidentelles, une évacuation directe devient un moyen palliatif, qui quelquefois contribue aussi à la cure radicale, et sur-tout si la présence du fluide gêne et excite de la tension, des douleurs, l'inflammation, &c. On pratique sur les parties œdématiées de petites incisions, par lesquelles on laisse écouler la sérosité goutte à

goutte, et l'on a soin de prévenir l'inflammation et la gangrène qui, ici comme chez les individus épuisés et pourvus de mauvais sucs, en
est une terminaison fréquente, par l'application d'un bandage et des moyens astringens
spiritueux sur la partie malade. Lorsque l'eau
s'est accumulée dans quelques cavités, la chirurgie l'évacue par différentes opérations, telles que,
la *thoracenthèse* ( opération de l'empyème ), la
*gastrocenthèse* ( paracenthèse ), l'opération de
l'hydrocèle et autres dans le détail desquelles
il ne nous appartient pas d'entrer.

§. ccxxiii. La putridité, et plus encore les
plaies de la poitrine et de la trachée-artère, donnent quelquefois naissance à une infiltration
d'air dans le tissu cellulaire, *physosarcie* ( em-
physême ). Si cet air est en assez grande quantité pour opérer de la distension, de la douleur,
pour gêner certaines fonctions, on fait çà et là
des mouchetures à la peau, et l'on favorise la sortie
du fluide par des frictions et une légère pression.

§. ccxxiv. Dès que le pus est convenablement
élaboré, il doit être évacué plus ou moins promptement ( §. cxlvi. 10 ), suivant les circonstances. Cette évacuation peut avoir lieu de quatre
manières.

En en abandonnant le travail à la nature,
toutes les fois, **A**, que le dépôt est superficiel,

peu volumineux, et la peau fort mince dans l'endroit où elle doit se rompre; B, que l'on a droit d'attendre de la suppuration, la fonte de quelques matières stagnantes endurcies, ce qui a toujours lieu lentement ; C, que l'on n'a pas à craindre la dégénérescence du pus, ni l'altération des parties voisines par ce liquide, comme cela s'observe sur-tout dans la suppuration des glandes ; D, que le malade redoute trop toute espèce de solution artificielle. On peut néanmoins dans ces cas accélérer la rupture par les cataplasmes chauds et même par les frictions. Si cependant la crevasse tardoit trop à se faire, il ne faudroit pas balancer pour faire à temps une ouverture artificielle.

A l'aide de l'instrument tranchant : on ouvre ordinairement l'abcès avec la lancette, le bistouri convexe et les ciseaux (*oncotomie*). Le plus souvent on attend, pour faire cette opération, que la tumeur soit venue à maturité : on ne peut même s'écarter de cette règle que dans les cas où le pus n'étant pas expulsé de très-bonne heure, il pourroit endommager un organe délicat et essentiel, comme le cerveau, les yeux, les poumons, une articulation. La chirurgie spéciale donne les détails et l'application aux cas particuliers, de cette opération importante, et souvent difficile.

Par l'emploi des caustiques : on applique sur le point le plus déclive de la tumeur un morceau de potasse caustique, ou de nitrate d'argent fondu que l'on fixe par un emplâtre, et que l'on laisse quelques heures. Si après cet intervalle l'ouverture n'existe pas encore, elle ne tarde pas à avoir lieu, par la chute de l'escarre que l'on accélère à l'aide des émolliens, ou par son enlèvement au moyen de la lancette. Le caustique ne mérite la préférence sur l'incision, que dans les abcès peu profondément situés ; dans ceux qui se sont formés et accrus si lentement, qu'il est nécessaire d'exciter une irritation inflammatoire pour favoriser la suppuration ; dans ceux que l'on doit regarder comme un événement salutaire par lequel la nature se délivre d'une matière très-nuisible, et où par conséquent on doit aider l'abord et s'opposer à la répercussion par un stimulus ; dans les cas enfin, où les malades craintifs redoutent trop l'instrument tranchant.

Le séton (§. ccxxxii) est la quatrième manière d'ouvrir les abcès. On s'en sert dans l'intention d'empêcher l'accès de l'air dans le trajet ulcéré, de laisser couler constamment et lentement le pus, d'entretenir une irritation soutenue et une suppuration durable qui débarrasse le corps des matières morbifiques nuisibles et qui

fonde les engorgemens et les indurations opiniâtres, &c. Le séton doit être rejeté lorsqu'il y
a beaucoup d'inflammation.

§. ccxxv. La grandeur de l'ouverture est toujours subordonnée aux circonstances, et doit
être la plus petite possible. Lorsque le pus est
profondément situé, si sur-tout il est épais ou
âcre, s'il y a altération des os ou d'autres parties, s'il se rencontre des cavités, et des routes
cachées, on est souvent obligé d'agrandir l'ouverture : l'incision est alors préférable ; mais on
se sert fort rarement aujourd'hui des ciseaux
boutonnés tant usités autrefois. La division
une fois opérée, on doit l'entretenir à l'aide de
la charpie mollète, de tentes ; et lorsqu'elle est
très-étroite, rien n'est plus avantageux qu'une
corde-à-boyau.

§. ccxxvi. La succion avec la bouche, et le
pompement à l'aide d'une seringue, *pyulque,*
des matières contenues dans les plaies et les ulcères empoisonnés, dans les abcès ouverts et
dans les œdèmes, sont, avec raison, tombés
en désuétude. Lorsque cette indication se présente, on retire les plus grands avantages de
l'application des ventouses. Les injections humectantes et émollientes, peuvent en général remplacer tous les autres moyens évacuans,

dans les cas où du sang coagulé séjourne dans quelques cavités.

§. CCXXVII. Il a déjà été question des effets stimulans, calmans, révulsifs et dérivatifs des vésicatoires : nous avons aussi dit quelque chose de l'évacuation qu'ils procurent ; c'est pourquoi nous n'entrerons pas ici dans de grands détails à cet égard. Lorsque l'on applique les vésicatoires dans l'intention de procurer un écoulement séreux, l'espace de douze heures suffit ordinairement ; et quoiqu'il soit possible (chap. XIII) d'entretenir la suppuration pendant un temps considérable dans une partie irritée, il vaut mieux, lorsque l'écoulement a duré quelques semaines et qu'on le croit encore nécessaire, appliquer un vésicatoire sur un autre point. L'évacuation que l'on obtient de l'application des vésicatoires est avantageuse dans toutes les affections dues à la présence de quelques matières irritantes, âcres, séreuses ; dans les inflammations, et en particulier dans celles qui sont modérées et prolongées par l'existence de quelques acrimonies ; dans les douleurs et les spasmes qui reconnoissent la même cause ; dans les éruptions répercutées ; dans les apoplexies séreuses ; dans la léthargie et dans la dyspnée dependantes d'un amas de matières séreuses irritantes ; dans certaines affections des yeux, des

T

oreilles, et d'autres organes délicats lorsque ces affections ont la même origine. Dans tous ces cas, les vésicatoires doivent être mis le plus près possible de la partie souffrante.

§. ccxxviii. Le garou agit dans nombre de cas, absolument de la même manière que les cantharides ; mais on l'emploie plus spécialement chez les sujets fort sensibles, et chez lesquels il est nécessaire de déterminer un écoulement durable, dans les affections chroniques du genre de celles exposées dans le paragraphe précédent. Le seul désagrément attaché à l'usage de cette écorce, c'est d'agir, tantôt en décidant un écoulement séreux abondant, tantôt une inflammation sèche très-intense, quelquefois une éruption cutanée, d'autrefois une véritable escarre, à l'instar des caustiques, et dans d'autres circonstances de ne produire aucun effet. Ces différens résultats peuvent néanmoins tenir en partie, à ce que l'on substitue souvent d'autres écorces au garou.

§. ccxxix. La nature guérit souvent des affections très-graves, des spasmes, des oppressions, la fièvre lente, &c. &c. sur-tout lorsqu'elles dépendent de la répercussion ou de la guérison intempestive d'une maladie cutanée, en décidant une éruption à la peau. Dans les cas analogues, nous devons l'imiter, et exciter une éruption artificielle par l'emploi des bains

chauds, et notamment par ceux auxquels on a
ajouté des savons, du soufre, ou des sels ; par
les bains sulfureux ou salins naturels chauds ;
par les bains très-chauds; par les frictions sèches;
par les onctions avec les huiles légèrement irritantes, les linimens volatils; par les fumigations;
par les vésicatoires, le garou, et autres substances
âcres : on peut encore remplir cette indication,
en faisant porter sur la peau, une chemise de
laine ; mais pour les éruptions contàgieuses,
comme la gale, rien n'est préférable, pour les
rappeler, à l'inoculation du même virus.

§. CCXXX. On nomme *cautère* ( *fonticulus* )
un ulcère dans lequel on entretient à dessein
la suppuration. On se sert à cet effet, ou d'un
ulcère déjà existant, ou bien on en établit un
à l'aide de l'instrument tranchant, d'un vésicatoire, d'un caustique, ou du fer rouge : dans
l'un et l'autre cas, on s'oppose à la guérison en
introduisant, à chaque pansement dans l'ouverture, un pois, une fève, une petite orange, une
boulette de racine d'iris, ou d'emplâtre de cantharides et d'autres corps semblables ; les derniers déterminent la suppuration par leur action irritante. Du reste, il faut ici observer toutes les règles relatives aux moyens de favoriser
la suppuration ( chap. XIII ), et ne pas perdre
de vue qu'un cautère est par lui-même une

T ij

incommodité assez grande pour n'être employé que dans des cas graves.

*Indications.* 1°. Dans les collections et les engorgemens de matières âcres, irritantes, qui ont résisté aux vésicatoires, au garou, &c. ; dans les inflammations et autres affections rebelles des yeux et des oreilles ; dans les douleurs et les spasmes ; dans les ulcères de mauvais genre qui menacent de dégénérer en cancer, et que l'on a intention de fermer. Ils conviennent encore parfaitement dans les éruptions locales, pourvu qu'ils soient appliqués le plus près possible du lieu malade.

2°. Dans les dépôts purulens et autres, des organes intérieurs ; mais pour réussir alors, il faut que cet organe soit en rapport immédiat avec la superficie : c'est ainsi que si le dépôt occupoit les poumons, il faudroit, pour l'évacuer par le cautère, que ces derniers fussent adhérens à la plèvre.

3°. Dans les cas où il faut fondre à l'aide d'une suppuration lente ( §. CLII , 4 ) des tumeurs et des matières stagnantes endurcies. On doit ici les appliquer dessus ou très-près du lieu affecté.

4°. On ne peut guère se permettre de guérir les ulcères qu'établit la nature, après la suppression d'une évacuation habituelle, comme les menstrues, dans l'intention de se débarrasser de la surabondance des humeurs, sans au préalable avoir ouvert un exutoire que l'on pourra lui-même fermer, aussi-tôt que le flux aura reparu.

Peut-on, à l'aide des cautères, remédier à une dépravation générale du sang et des humeurs? On sera porté à répondre par la négative si l'on fait attention, 1°. que les ulcères syphilitiques, scorbutiques, et autres analogues, au lieu de tarir la matière morbifique, tendent constamment à l'augmenter, puisqu'il s'engendre dans tous ces ulcères, des impuretés dont une partie est résorbée ; 2°. que les fonticules, dans la plupart des cas, ne se bornent pas à évacuer les seules humeurs viciées. Mais si l'on réfléchit d'un autre côté, que chaque organe sécréteur sépare une humeur (*sui generis*), et que, sinon tous, au moins quelques ulcères, doivent être considérés comme des organes sécréteurs artificiels, il ne paroîtra plus invraisemblable de pouvoir remédier à certaines dégénérescences des fluides. La nature dépose quelquefois sur un point isolé, des matières morbifiques nuisibles : pourquoi ne le feroit-elle pas également sur un cautère? Tout ce qu'il y a de fâcheux ici, c'est de ne pouvoir déterminer les cas dans lesquels ce procédé deviendroit avantageux.

T iij

§. CCXXXI. Les cautères doivent encore être regardés comme des moyens excitans, souvent même très-énergiques. C'est un préjugé nuisible de croire qu'il ne faille jamais fermer ces sortes d'ulcères : on peut le faire au contraire, toutes les fois que les causes qui les rendoient nécessaires ont disparu. Il ne seroit cependant pas sans danger de guérir inconsidérément un exutoire habituel, sur-tout chez les vieillards et les individus débiles. Le dessèchement spontané d'un cautère, est quelquefois un signe précurseur de la mort, en ce qu'il dénote une grande foiblesse, de fortes congestions, ou d'autres phénomènes souvent pernicieux ; d'autres fois ce dessèchement est d'un présage moins funeste, et peut être la suite d'une infinité de causes qui ne sont point à redouter, et en particulier de la fièvre. Il faut s'abstenir d'ouvrir des exutoires chez les personnes très-foibles et sensibles, lorsqu'il y a sécheresse extrème ; il ne faut pas non plus le faire sur les parties œdématiées privées de vitalité, et qui ont de la tendance à la putridité, ou à d'autres dégénérescences nuisibles.

CCXXXII. Le *séton*, c'est-à-dire une mèche de coton, de fil, de laine ou de crin, introduite dans un canal déjà existant ou passée à l'aide d'une aiguille, ou de toute autre manière, entretient un ulcère plus ou moins grand, et composé de deux ouvertures. L'irritation est ici plus vive, et la suppuration plus abondante que dans le cautère : du reste, les effets du séton, ainsi que ses indications et contre-indications, conviennent parfaitement avec ceux du cautère ; mais on ne s'en sert que dans les cas graves et opiniâtres, et où le cautère est impuissant.

# CHAPITRE XX.

*Des moyens propres à arrêter les évacuations trop abondantes.*

§. ccxxiii. La plupart des évacuations préparées par la nature, et toutes celles instituées par l'art, d'après des indications convenables, ont un but salutaire, et leur suppresion intempestive peut entraîner les accidens les plus funestes ; mais lorsque ce but a été rempli, ou que l'écoulement s'accompagne d'accidens urgens, il faut chercher à s'en rendre maître, et c'est ce que l'on devra toujours faire.

1°. Lorsque l'évacuation est moins propre à remplir un but utile qu'à causer les accidens énoncés (§. clxvi—clxix). C'est ainsi qu'il faut arrêter une hémorrhagie traumatique, une sueur trop copieuse et continuelle, &c.

2°. Lorsque les écoulemens dont on devoit attendre des effets salutaires, durent trop long-temps, ce qui tient le plus souvent à la foiblesse, et au relâchement des organes excréteurs; il faut, par exemple, supprimer une blénorrhée, *gonorrhée chronique,* qui n'est plus entretenue que par le relâchement du canal de l'urètre.

3°. Lorsque le flux pèche par quantité, par qualité, ou que les parties par lesquelles il se fait, ne peuvent point le supporter. C'est ainsi que l'on doit se rendre maître d'une hémoptysie excessive, d'une suppuration trop abondante, qui se fait dans une trop grande étendue. Dans toutes ces circonstances, il faut mettre de côté tous les avantages que l'on auroit droit d'attendre de l'écoulement.

§. CCXXXIV. Il n'est presqu'aucune des méthodes curatives exposées jusqu'ici, qui, employée avec discernement, ne puisse servir à arrêter ou à calmer quelques évacuations. On peut néanmoins réduire à quatre principales, toutes les indications qui se présentent à remplir.

1°. A éloigner les causes entretenantes des flux, par la méthode calmante, s'il y a irritation ; par les astringens, s'il y a relâchement des vaisseaux et des fibres; par les dessiccatifs, si les humeurs sont trop tenues et séreuses, &c.

2°. A détourner ( chap. xiv ) les fluides de dessus les parties par lesquelles se fait l'évacuation ; c'est ainsi que dans l'hémoptysie, il faut attirer le sang sur les parties inférieures ; que dans une diarrhée excessive, il faut diriger le courant des oscillations et des humeurs vers l'organe cutané.

3°. A décider d'autres évacuations : il est d'observation qu'un écoulement nouveau en fait quelquefois disparoître un préexistant ; mais il faut qu'il y ait identité ou rapport entr'eux. Une saignée, par exemple, fait souvent cesser une hémorrhagie qui se faisoit dans un lieu éloigné ; la diarrhée cède à une transpiration abondante ; un vésicatoire diminue la suppuration d'un ulcère.

4°. A oblitérer les ouvertures par lesquelles se font les évacuations. La nature se sert du caillot pour fermer l'ouverture d'une artère : nous pouvons la favoriser dans son travail par l'emploi de dessiccatifs. Le tamponnement, la ligature, la compression, la cautérisation, &c. sont encore des moyens propres à remplir cette indication.

§. ccxxxv. Il est facile de faire l'application de ces préceptes généraux aux cas particuliers ; tout repose sur une connoissance exacte

des causes de la maladie. Un vomissement constant, par exemple, dépend-il d'une acrimonie
qui agace l'estomac ? on sent qu'il faut en venir
à l'application d'un vésicatoire sur la région
épigastrique. Ce vomissement est-il le résultat
d'une vive sensibilité du ventricule ? les moyens
de le calmer seront les frictions sur le point correspondant de cet organe, avec des substances
calmantes, aromatiques, spiritueuses : l'application de ces mêmes substances ( §. cxx, cxxi,
cxxxix ); les lavemens, tantôt calmans, et tantôt
stimulans. Une diarrhée tient-elle aux spasmes,
à l'irritation, au relâchement des intestins ?
on parvient à la calmer à l'aide des lavemens
émolliens, calmans et astringens. Cette diarrhée est-elle due à une suppression de la transpiration ? il faut mettre en usage les sudorifiques.
On arrête les sueurs en exposant les malades à
un air frais, en leur prescrivant des bains
froids, et en général l'usage des antiplogistiques.
On modère la sécrétion trop abondante des urines par l'emploi des émolliens, des calmans, des
aromatiques, des astringens sur la région des
reins. On supprime les écoulemens de l'urètre
ou du vagin, en éloignant la cause irritante qui
leur donne naissance, ou en remédiant à l'aide
des injections et des bougies astringentes, au
relâchement qui les entretient. Nous avons indi-

qué (§. lxxxv, xcvi, cix et ccxxxiv, 4 ). les moyens à mettre en usage pour supprimer ou calmer les suppurations et les hémorrhagies trop abondantes.

# CHAPITRE XXI.

### *Des moyens propres à favoriser et à s'opposer à l'absorption.*

§. ccxxxvi. Toutes nos parties étant parsemées de vaisseaux absorbans, il n'est aucune matière divisible qui, mise en contact, soit avec la peau saine, soit avec la surface des plaies, des ulcères, soit encore avec le tissu cellulaire et les surfaces intérieures, ne puisse, du moins en partie, être absorbée et mêlée à la masse des humeurs. De cette absorption résultent des effets aussi variés que le sont elles-mêmes les matières absorbées, quelquefois salutaires, et d'autres fois nuisibles. L'absorption est *salutaire,* lorsqu'un fluide extravasé, stagnant, et qui ne possède aucune qualité malfaisante, est porté de nouveau dans les voies de la circulation ; lorsqu'elle s'exerce sur des médicamens requis , comme des émolliens, des humectans, des substances nutritives, employées en bains ou en lavemens

dans les cas de dysphagie ; des vomitifs, des purgatifs appliqués à l'extérieur ; du mercure administré en frictions dans les maladies vénériennes, &c. &c. Elle est *nuisible*, lorsque des
humeurs viciées, du pus, par exemple, sont
resorbées ; lorsque des virus contagieux, la bave
d'un animal enragé, le virus syphilitique, et une
infinité d'autres, sont portés dans l'intérieur ;
enfin, lorsque des médicamens très‑actifs,
comme le muriate suroxigéné de mercure, les
cantharides, &c. sont admis dans le torrent de
la circulation.

On doit favoriser l'absorption salutaire, et
s'opposer à celle qui peut devenir nuisible.

§. ccxxxvii. Lorsque les conditions rappor-
tées ci-dessus se rencontrent, et que les vaisseaux lymphatiques sont dans leur intégrité,
l'absorption est absolument étrangère à nos
moyens : dans les cas contraires, nous pouvons
la favoriser,

1°. En remédiant aux altérations des vaisseaux
absorbans ; en calmant leur trop grande sensibilité, et les spasmes dont ils peuvent être affec-
tés ; en détruisant leur relâchement ; en procurant la résolution de leurs engorgemens, et
ainsi du reste.

2°. En choisissant pour l'application de nos
moyens, le temps le plus propre à l'absorption.

Le système lymphatique est plus actif le matin, et lorsque le corps est échauffé et en moiteur.

3°. En donnant aux substances dont il est nécessaire de favoriser l'absorption, autant de fluidité et de divisibilité possible : c'est dans cette intention que l'on atténue ( chap. xvi ) les matières engorgées dont on veut procurer la résolution, et que l'on emploie sous forme liquide, ou combinés à une graisse, les médicamens qui doivent être absorbés.

4°. En excitant l'action des absorbans, par l'application de la chaleur et en particulier par les frictions.

5°. Enfin, en mettant les médicamens à absorber, en contact avec une surface dont les vaisseaux lymphatiques soient en connexion avec la partie sur laquelle ils doivent agir : ce qui suppose une connoissance exacte de la distribution de ces vaisseaux.

§. ccxxxviii. Dès qu'une matière susceptible d'être prise par les absorbans, leur a été appliquée, quelque courte qu'en ait été la durée, on ne peut point être complètement sûr qu'il n'en a point été absorbé. On peut s'opposer à cette fonction,

1°. En prévenant les conditions qui lui sont favorables ( §. ccxxxvii ).

2°. En déterminant sur-le-champ, une abondante suppuration dans la partie qui est le siége de l'absorption.

3°. En détruisant en totalité (§. CLIV, 4), par les caustiques, le fer rouge, ou l'excision, les vaisseaux absorbans de cette partie.

4°. En éloignant ou en neutralisant les matières délétères dont on a à craindre les effets. Tous ces procédés sont inutiles lorsque l'introduction a eu une fois lieu; car il est impossible de rappeler au-dehors les matières absorbées.

## FIN.

# TABLE DES MATIÈRES.

FIN DE LA TABLE.

DE L'IMPRIMERIE DE CRAPELET.

* 9 7 8 2 3 2 9 4 4 6 4 8 6 *